La dieta Ketogenica +
Guía Para Principiantes de Ajustes intermitentes y Paso-a-Paso Plan de Comidas Para 30 Días

Como Obtener Asombrosos y Probados Resultados En La Quema De Grasas

A Través De Ajustes Intermitentes En Una Dieta Ketogenica

Escrito Por Mario Douglas

© Copyright 2019 por Mario Douglas – Todos los derechos reservados.

El siguiente libro electrónico se reproduce a continuación con el objetivo de proporcionar información lo más precisa y confiable posible. En cualquier caso, la compra de este libro electrónico puede considerarse como aceptación para el hecho de que tanto el editor como el autor de este libro no son expertos en los temas tratados y que las recomendaciones o sugerencias que se hacen aquí son solo para fines de entretenimiento. Se debe consultar a los profesionales según sea necesario antes de emprender cualquiera de las acciones aprobadas en este documento.

Esta declaración se considera justa y válida tanto por la Asociación de Abogados de EE. UU. Como por la Asociación del Comité de Editores y es legalmente vinculante en todo Estados Unidos.

Además, la transmisión, duplicación o reproducción de cualquiera de los siguientes trabajos, incluida información específica, se considerará un acto ilegal, independientemente de si se realiza de forma electrónica o impresa. Esto se extiende a la creación de una copia secundaria o terciaria del trabajo o una copia grabada y solo se permite con un consentimiento expreso por escrito del Editor. Todos los derechos adicionales reservados.

La información en las páginas siguientes se considera en términos generales como un informe veraz y preciso de los hechos y, como tal, cualquier falta de atención, uso o mal uso de la información en cuestión por parte del lector rendirá cualquier acción resultante únicamente bajo su alcance. No hay escenarios en los que el editor o el autor original de este trabajo puedan ser considerados responsables de cualquier dificultad o daño que pueda ocurrir después de asumir la información descrita en este documento.

Además, la información en las páginas siguientes está destinada solo para fines informativos y, por lo tanto, debe considerarse universal. Como corresponde a su naturaleza, se presenta sin garantía de su validez prolongada o calidad provisional. Las marcas comerciales que se mencionan fueron tomadas en cuenta sin consentimiento por escrito y de ninguna manera pueden considerarse un respaldo del titular de la marca.

Tabla de Contenido

Introducción 8

CAPITULO 1: LOS DETALLES SOBRE AJUSTES INTERMITENTES 11

   CRONOGRAMAS PARA AJUSTES INTERMITENTES. 13

CAPÍTULO 2: EXPLORANDO LA DIETA KETOGENETICA ... 34

CAPÍTULO 3: OBTENIENDO LOS MÁXIMOS RESULTADOS MEDIANTE LA COMBINACIÓN LA KETOGENÉSIS Y LOS JUSTES INTERMITENTES 45

   MINIMIZANDO LOS EFECTOS COLATERALES DE LA DIETA 48

   INCREMENTO DE LA LONGEVIDAD 49

   PIERDA PERSO MÁS RÁPIDAMENTE. 51

   ESTABILIZANDO SU AZÚCAR EN LA SANGRE 52

   REDUCCIÓN DE GRASA ABDOMINAL 54

   MEJORANDO LA ABSROCIÓN DE NUTRIENTES 55

   PROTECCIÓN DE SU CEREBRO 56

   DISPARANDO LA AUTOFAGIA 57

   MEJORANDO LA SALUD DEL CORAZÓN 58

   BALANCEANDO AI Y KETOGENÉSIS 59

CUAL DE LOS METODOS DE AJUSTES INTERMITENTES ES EL MEJOR CON UNA DIETA KETOGENÉTICA? 61

MITOS CONUNES DERUMBADOS 65

USTED DEBE DE COMEL EL DESAYUNO: 65

COMA TODOS LOS CARBOHIDRATOS TEMPRANO: 66

COMA VARIAS COMIDAS PEQUEÑAS DURANTE EL DÍA: 67

SIEMPRE COMA ANTES DE EJERCITARSE: 68

LOS AYUNOS (AJUSTES) CAUSAN PERDIDA MUSCULAR: 68

EL AJUSTAR PONE LENTO EL METABOLISMO: 69

CÓMO ABORDAR UN ESTILO DE VIDA COMBINANDO AI Y KETOGENÉSIS 69

QUIEN DEBERÍA DE HACER AI Y KETOGENÉSIS JUNTOS? 71

CAPÍTULO 4: PLAN DE COMIDAS 74

DETERMINANO SUS NECESIDADES CALORICAS 74

ESTIMANDO SUS NECESIDADES BÁSICAS: 76

HOMBRES: 78

MUJERES: 78

DECODIFICANDO LOS NIVLES DE ACTIVIDAD 82

EMPEZANDO: 84

TIPS DE PREPARACIÓN GENERAL: 87

ESTRATEGIAS DE PREPARACIÓN MENTAL 88

TIPS PARA ROMPER UN AYUNO. 93

COMPRANDO Y SU LISTA DE COMPAS 95

QUE Y CUANDO COMER 103

COMIDAS PARA COMER 105

COMIDAS QUE EVITAR 114

REEMPLAZOS FÁCILES DE COMIDAS 116

VENCIENDO SUS ANTOJOS 120

SIGUIENDOLES EL RASTRO A LAS CALOTRIAS Y LOS NUTRIENTES 121

PROTEINAS 122

CARBOHIDRATOS NETOS vs. TOTALES 124

GRASAS SALUDABLES 125

FIBRAS 126

INGESTA DE AGUA 129

PLAN DIARO DE COMIDAS Y CRONOGRAMA DE COMIDAS 131

PLAN DE COMIDAS PARA 30 DÍAS 139

CAPÍTULO 5: Tips Prácticos para Ketogenésis, AI y el éxito en la pérdida de peso 145

MANEJANDO EL HAMBRE 145

MANTENIENDOSE HIDRATADO 148

CUIDANDO LOS ELECTROLSTOS Y LOS MICRONUTRIENTES 150

MANTENIENDO LA KETOSIS CON EJRSICIOS 152

MANTENIENDO LA MOTILDAD INTESTINAL 154

INHIBIENDO LA GLOCOGENOSIS CON PROTEINAS 155

MANTENIENDO EL ESTRÉS BAJO. 157

LEYENDO LAS ETIQUETAS DE LAS COMIDAS 159

CONCLUSIONES 161

Introducción

Felicitaciones por comprar "La dieta Citogenética + Guía Para Principiantes en Ajustes Intermitentes y Paso a Paso Plan de Comidas para 30 días" y gracias por hacerlo.

En los siguientes capítulos Se discutirán ambos métodos la dieta ketogenética y ajustes intermitentes. Esto explicará por que el combinar estas dos dietas permitirá máximos resultados.

La dieta ketogenética envuelve el comer un bajo consumo de carbohidratos, alto consumo de grasas y moderadas proteínas. El propósito de esta dieta es la de inducir al cuerpo a entrar en ketosis, un tipo de estado metabólico.

Los Ajustes Intermitentes (AI) es un tipo de patrón de comer. Usted ira entre ciclos de comida y ajustes.

Ambos ajustes intermitentes y keto son dietas, pero ellas también son formas simples de comer. Esto quiere decir de que son sustentables y fácilmente posibles de mantenerlas por el resto de su vida.

Con keto, limitando los carbohidratos contribuirá a la pérdida de peso y grasa. Con AI, usted se encuentra restringiendo calorías naturalmente desde el momento en que usted este comiendo a cierto momento. Cuando se combinan, la reducción en calorías y carbohidratos puede resultar en una más rápida y estable pérdida de peso. Por supuesto, cuando usted mantenga ambos estilos de dieta, se le hará más fácil de mantener los resultados que usted logre.

Al obtener los detalles al respecto de ambas y el poder de combinarlas, le ayudará a ver más rápidamente el porque la gente en todo el mundo están emocionados respecto a estas dos tácticas de pérdida de peso. Una vez que usted tenga la información correcta, usted rápidamente podrá iniciarse y así usted podrá comenzar a ver resultados.

Hay gran cantidad de libros sobre este tema en el mercado, gracias de nuevo por escoger este. Cada esfuerzo que se hiso fue para asegurarle de que se encuentre tan lleno de información útil como sea posible, por favor disfrútelo!

CAPITULO 1: LOS DETALLES SOBRE AJUSTES INTERMITENTES

Que es lo grandioso sobre los ajustes intermitentes, es que no se le dice a usted que comer. Simplemente cuando comer. Esto quiere decir que no hay absolutamente ninguna restricción de comidas de que preocuparse de forma alguna. Hay distintos horarios de comida de donde escoger, basados en sus metas y preferencias.

Los ajustes es algo que los humanos han hecho desde el inicio de los tiempos. Algunos lo hacen por religión y celebraciones culturales y otros fuera de necesidad. Piense atrás en los días de caza y recolección. Los humanos no eran capaces de comer cuando ellos querían. Ellos tenían que encontrar sus comidas y preservar lo que ellos encontraban por el mayor tiempo posible. Hubo frecuentemente tiempos durante este periodo en los que los humanos no comían por días. El cuerpo es naturalmente capaz de manejar ajustes y puede rápidamente adaptarse al cronograma de AI que usted seleccione.

Hay numerosos beneficios asociados con los ajustes intermitentes. Mientras ajusta, los niveles de insulina de su cuerpo caen para promover el quemado de grasa. El proceso de renovación celular y eliminación de células dañadas ocurre. La hormona humanas de crecimiento es secretada a un alto nivel para promover tonificación muscular y quema de grasa. Varias moléculas y genes sufren cambios positivos, ayudando a proteger contra enfermedades y promover una mayor longevidad. En adición, los siguientes beneficios son respaldados por investigaciones:

- Puede ayudar a promover la pérdida de grasa excesiva

- Reduce la resistencia a la insulina.

- Reduce las inflamaciones y el estrés oxidante en el cuerpo.

- Promueve la salud del corazón.

- Promueve la salud del cerebro.

CRONOGRAMAS PARA AJUSTES INTERMITENTES.

Hay un número de métodos de AI de donde usted puede escoger. Todo el trabajo para restringir la ingesta de calorías e influir positivamente sus hormonas para una óptima quema de grasas y pérdida de peso. Cuál es el mejor es estimadamente determinado por sus preferencias.

METODO 16:8

Este es generalmente considerado el mejor y más flexible método de AI. Es el que muchos recomiendan partiendo del hecho de que es el más fácil transición y seguir a largo plazo. Con esta opción, usted se ajusta por 16 horas y pude comer durante una ventana de 8 horas. Esta opción en específico fue creada para aquellos que se encuentran en entrenamiento para metas atléticas. Le permite reducir peso sin sacrificar la ingesta de nutrientes y calorías saludables.

El manejo hormonal asociado con esta opción, es superior comparado con todos los otros métodos de AI. Esto lo hace el más fácil método AI de usar como estilo de vida en lugar de como una simple dieta. No importa su dieta actual, usted puede fácilmente comenzar a usar el método 16:8 hoy mismo. Por poco no requiere de preparación alguna, porque con tan solo algunas pequeñas alteraciones en las horas de su cómoda es todo lo que usted necesita para iniciar.

El cronograma 16:8 más común involucra ajustar a partir de las 8 pm hasta el siguiente mediodía, queriendo decir que usted puede comer lo que sea que desee a partir del mediodía hasta temprano en la noche. En mi opinión, este es el mejor cronograma de AI para iniciarse, por que este se ajusta bellamente a las vidas de la mayoría de las personas. La primera comida del día es simplemente el momento en el que las demás personas está teniendo su segunda comida del día, y el comer a las 8 pm es como simplemente comer a la hora de la cena, con espacio para alguna merienda. Yo solía hacer ajustes 16:8 como este, pero cambie mi cronograma al ajuste 17:7 Donde yo como mi última comida a las 7 pm y así puedo obtener los beneficios de una hora adicional de ajuste.

METODO 5:2

Este método es un poco diferente, debido a que usted no se ajustará por completo a un periodo de tiempo. En su lugar, los periodos de ajuste vienen en una severa forma de restricción de calorías. Para aquellos que no sean capaces de ajustarse completamente esta es una alternativa viable.

Durante cinco días de la semana, usted comerá como normalmente lo hace. No tendrá que alterar su selección de comida o cuando comer. Luego, por dos días, usted tan solo comerá de 500 a 600 calorías diarias. Es importante de que estos dos días estén separados por al menos dos días de comer regularmente. Por ejemplo, Lunes y Martes, coma regularmente, El miércoles, de 500 a 600 calorías, Jueves y Viernes, coma regularmente y el Sábado de 500 a 600 calorías. Esto será una semana inicial y usted continuaría la aproximación del ciclo de dos días a partir de allí.

En sus días de restricción, la recomendación general es la de comer dos veces y en cada comida tener la misma cantidad de calorías. Por ejemplo, una comida de 250 a 300 a media mañana y una segunda comida de 250 a 300 calorías a media tarde.

METODO COMA-DETENGASE-COMA.

Este método, requiere un poco más de disciplina, pero aun permite alcanzar la misma elección de comidas, flexibilidad y libertad. Con esta opción, usted puede fácilmente puede ajustarse por 24 horas dos veces por semana., Estos dos días no podrán ser de vuelta a tras. Cuando inicie, usted tan solo se podrá ajustar por un día. Es importante de que el ajuste sea por 24 horas, pero a su vez puede ser cualquier periodo de 24 horas. Por ejemplo, usted come regularmente hasta el mediodía el lunes. Entonces usted se ajusta hasta el mediodía del martes. Esto es 24 horas, pero esto le permite algo de comida en ambos días. Esto pretende de hacerlo más sensible a usted.

Por un cierto número de razones este método trabaja bien. Una de la más importante es que es muy cercanamente posible el "caerse del vagón" per se. Mientras usted se ciña al cronograma y se ajuste al tiempo adecuado, usted no se podrá equivocar. Cuando usted se encuentre en periodos de comer, usted simplemente come como mejor lo desee. Cuando usted se encuentre ajustando por 24 horas aproximadamente 2 veces por semana, este déficit calórico desquitara por cualquier día que usted tal vez haya comido demasiadas calorías. Este método también tiene un muy positivo impacto en la hormona de crecimiento y la insulina. Posteriormente en este capítulo usted aprenderá acerca de cómo los AI los impacta y por qué esto es tan importante para la pérdida de peso.

AJUSTE DIA-ALTERNO.

Este es probablemente el más disciplinado de todos los métodos de AI. Por esto, usted simplemente ajusta un día si - un día no. Hay variaciones de este método que le permiten comer hasta 500 calorías en sus días de ajuste. Es generalmente recomendado el seguir esta opción por cortos periodos de tiempo no mayores a dos semanas seguidas. Usted puede combinarlo con otros métodos de AI que son menos restrictivos en términos de ajustes diarios para que así usted pueda impactar un buen balance. Por ejemplo, siga el método 16:8 regularmente y cada dos a tres meses haga una semana de ajuste día-alte

METODO 20:4

Este método también es referido como la dieta del guerrero. Se basa en que usted puede comer por cuatro horas y luego se ajusta a 20. Los guerreros de la antigüedad seguían este tipo de dieta. Esto también le brinda los beneficios hormonales de cualquier método de AI, tan bueno como la restricción calórica automática. La mayoría de quienes siguen este método se ajustaran todo el día y tan solo disfrutaran la cena. Usted podrá tener una larga comida debido a cuantas calorías usted está guardando para gastar durante todo el día. Siempre y cuando sean las 4 horas de la cena usted podrá disfrutar de una merienda o inclusive postre.

Tan solo mantenga en mente mientras la apropiada restricción de calorías sea buena y pertinente para la pérdida de peso, por encima de las restricciones, puede convertirse en problemática. Así que, usted debe de asegurarse de que sus cuatro horas de comer suministren suficientes calorías.

SALTANDO COMIDAS ESPONTANEAMENTE:

Este tipo está por encima do lo más simple de seguir, debido a que los tiempos de ajuste son mucho más cortos comparado con otros métodos. Por supuesto, esto puede hacer de este método un poco más difícil de crear con el cronograma regular. Con esta opción usted simplemente de manera ocasional se salta una comida. Es mejor el crear cierto tipo de cronograma con esta opción para obtener mejores resultados, por ejemplo sáltese el desayuno dos veces por semana , almuerzo dos veces por semana, y la cena dos veces por semana en días diferentes.

COMO ES QUE LOS AI PROMUEVEN LA PERDIDA DE GRASA.

Su metabolismo experimenta un crecimiento de aproximadamente 3-4% cuando usted se acople a ajustes de periodos cortos. Una revisión a la literatura científica en 2014 concluyo que por encima de un periodo de 3 a 24 semanas, aquellos que hagan AI pueden perder un promedio de 3-8% de su peso corporal.

La fuente primaria de energía para el cuerpo incluye grasa y glucosa. El cuerpo puede accesar a la glucosa más rápida y fácilmente que la grasa. Cuando su cuerpo no tiene glucosa necesaria para la energía, puede pasar el interruptor y metabolizar grasa en su lugar sin causar efectos negativos de salud.

A través de la historia humana, Los ajustes han sido parte de la vida, permitiéndole al cuerpo adaptarse y emplear el tipo adecuado de metabolismo para suministrarle energía. Existen varios niveles involucrados en la alimentación para un estad ajustado:

ALIMENTACION:

Durante esta etapa, los niveles de insulina se incrementarán. Esto permitirá una mayor absorción de glucosa hacia el cerebro, músculos y otros tejidos. Esta es entonces usada para energía. El hígado tomará cualquier exceso de glucosa y la almacenará como glicógeno.

FASE POST-ABSORCIÓN:

Después de ajustarse por alrededor de 6 a 24 horas, usted entra en esta fase. Sus niveles de insulina comienzan a decrecer, Su cuerpo llama al hígado para que le entregue el glicógeno para que así el lo pueda fragmentar en glucosa. El almacenamiento del glicógeno dura aproximadamente 24 horas.

GLUCONEOGENESIS:

Esta fase comienza entre 24 a 48 horas. Los aminoácidos son tomados por el hígado para crear nueva glucosa. Siempre y cuando usted no sea diabético, sus niveles de glucosa decrecerán durante esta fase pero retornarán a la normalidad.

KETOSIS:

Después de que usted comience a ajustarse, esto se inicia de 2 a 3 días. La Lipolisis es estimulada después de que los niveles de insulina se mantengan bajos. La grasa se usa para la energía. Los triglicéridos son la forma de almacenar la grasa. El cuerpo los fragmenta en tres cadenas de ácidos grasos y el glicerol retrocede. Muchos tejidos en el cuerpo utilizaran los ácidos grasos como energía, pero el cerebro no. Estos requieren de un cuerpo ketonico, ya que estos pueden atravesar la barrera sanguínea del cerebro. Los ácidos grasos son necesarios para producir los cuerpos ketonicos. Los ketones proveerán al cerebro con aproximadamente el 75% de su energía después de ajustarse por aproximadamente 4 días. Beta acetoacetato e hidroxibutiratos son los dos tipos de ketones primarios producidos. Cuando usted se está ajustando, estos pueden incrementarse en 70-fold o más.

FASE DE CONSERVACIÓN DE PROTEINA:

Esta fase generalmente comienza a los 5 o más días después de iniciado el ajuste. Tejido blando y masa muscular son mantenidos debido a los altos niveles de la hormona del crecimiento. Los ketones y ácidos grasos libres son mayormente responsables de proveer metabolismo y dándole a este proceso la energía que este requiere. La caída de valores metabólicos es prevenida por el incremento de niveles de norepinefrina.

Durante la fase de glucogénesis, hay un concepto común errado de que el musculo está siendo quemado desde que la proteína está siendo usada para la producción de glucosa.

Como sea, los músculos no están siendo afectados negativamente. Cuando este proceso está ocurriendo, la glucosa es producida por la fragmentación del exceso de proteína, pero esta proteína no es necesariamente musculo. Por el contrario, tienden a ser células y tejido que el cuerpo no necesita. Este elemento del proceso es referido como autofagia.

Si cualquier "buena" proteína es usada durante el proceso, el cuerpo puede reconstruirla, Esto completará el ciclo de renovación celular. Para imaginar esto en acción, piense en respecto conseguir nuevas alfombras. Usted simplemente no desea que tan solo coloquen una nueva alfombra encima de la vieja. En su lugar, usted remueve toda la alfombra vieja y entonces pone la nueva en su lugar. Esto es esencialmente lo que le sucede a sus células cuando se renuevan.

Ahora, usted necesita entender la adaptación hormonal para así poder entender como los AI trabajan para promover la pérdida de peso. La insulina es una de las hormonas más impactada. Cuando usted se ajusta, es esa una las maneras más efectivas de reducir niveles de insulina. Cada tipo de comida que usted come incrementa la insulina, así que cuando usted no está consumiendo ningún tipo de comida, sus niveles de insulina decrecen. Por encima de todo, los niveles de insulina llegaran a un número en el extremo bajo del rango normal y se mantendrá allí. Entonces su cuerpo empezará a obtener su energía de quemar la grasa. Si usted es diabético, los efectos de la insulina pueden ser diferentes, así que hable con su doctor antes de hacer cualquier forma de ajuste.

En adición para bajas los niveles de insulina, los ajustes también deberían trabajar con mejorar la sensibilidad a la insulina. Usted puede que haya oído de la resistencia a la insulina y como esta puede inhabilitar la pérdida de peso. Cuando usted incrementa la sensibilidad de esta hormona, esto ayuda a aliviar la resistencia lo cual despeja el camino para la pérdida de peso.

Cuando usted baje sus niveles de insulina, esto también le ayudara a deshacerse del agua y la sal excesivas en el cuerpo. Cuando los riñones retienen agua y sal esto es debido a la prolongada acción de la insulina. AI y keto dietas, ambas trabajan para disparar diuresis la cual esencialmente causa que usted orine más frecuentemente para expulsar el exceso de agua y sal. Esto también puede tener un impacto positivo en su presión arterial, a partir de que la presión arterial puede estar parcialmente asociada al exceso de fluidos y sal.

La hormona del crecimiento es otra hormona que resulta extensamente afectada por los ajustes intermitentes. Esta hormona ayuda a incrementar la utilidad general y la habilidad de la grasa en el cuerpo de ser usada cómo combustible. También juega un papel ayudando a preservar la densidad ósea y la masa muscular. De hecho, hay múltiples estudios a largo plazo que muestran que el AI es más de cuatro veces más poderoso para preservar masa magra que tan solo la restricción de calorías. A medida que usted envejezca, la secreción natural de estas hormonas en el cuerpo comienza de forma natural a disminuir.

El ajustar es una de las formas más efectivas de asegurar la suficiente secreción de estas hormonas. Usted puede más que duplicar la secreción con estos cinco días de ajuste. La culminación completa del ciclo de la renovación celular se termina con un aumento de esta hormona.

Los niveles de noradrelina se incrementan cuando usted está ajustando. De hecho, si usted ajusta por tan solo 48 horas, esto puede incrementar su metabolismo a un promedio del 3.6%. Esto puede subir tanto como 14% a lo largo del curso de los días de ajuste. Esto desplaza al "modo de inanición" mito que frecuentemente es abordado cuando usted está leyendo sobre la pérdida de peso. El cuerpo no desacelera al metabolismo. En su lugar, de hecho lo acelera. Las bases de la teoría evolutiva detrás de esto que esto sucede para que así los humanos tengan la energía que ellos necesitan para ir a buscar más comida.

Comparado a dietas de bajas calorías, el ajuste causa un arreglo de adaptaciones hormonales las cuales todas promueven diferentes beneficios. Para verlo simplemente, cuando usted ajusta, usted lleva su cuerpo de quemar azúcar a quemar grasa. Su cuerpo se está comiendo su propia grasa para sobrevivir. Recuerde que la grasa es almacenada cómo básicamente una fuente de respaldo de comida.

Lo que resulta interesante es que el disminuir el azúcar en la sangre no es necesario para que la noradrelina induzca el quemado de grasas. Piense atrás en lo que usted aprendió previamente en lo concerniente al cuerpo usando grasa o azúcar para obtener energía. Piense en el glicógeno en su hígado cómo su comida conveniente en la nevera. Cuando usted tiene hambre, usted se mete en la nevera toma una de estas comidas y eso es todo. Cómo sea su nevera tiene una capacidad límite de almacenar comida. Su cuerpo va a usar de primero todo el glicógeno y luego necesitará algo más.

Su grasa es básicamente su comida en la nevera. Cundo usted se come esta comida, usted tienen que dejar que se descongele y de hecho cocinarla antes de que esté lista para comérsela. Hay mucho más espacio y la comida en la nevera generalmente dura mucho más. Usted debe de limpiar la nevera para aligerarla. Lo mismo es cierto con la pérdida de peso. Si usted tiene mucha comida fácil en la nevera, a usted no le agradara mucho usar lo que hay en la nevera. Su cuerpo es de la misma manera. Si el cuerpo tiene suficiente glucosa, no tiene sazones de quemar grasa para obtener energía.

Así que si usted agota los almacenamientos de glucógeno y no los recarga. Esto forzará a su cuerpo a empezar a consumir la grasa.

Los AI también tienen un impacto en sus electrolitos. Una mala concepción es que los ajustes pueden rápidamente resultar en el agotamiento de las reservas de micronutrientes. Cómo sea, esto no es verdad. Si, unos cuantos pueden disminuir ligeramente, pero ellos usualmente se mantienen dentro de los valore normales sin la necesidad de usar suplementos. Esta creencia se debe a un número de minerales que se almacenan en los huesos, tales como magnesio, fosforo, y calcio.

Algunos nutricionistas recomiendan a aquellos que siguen los AI en dietas de periodos largos de tiempo, que tomen suplementos vitamínicos de alta calidad. Cómo sea, inclusive es mejor ver si son en realidad necesarios antes de tomarlos.

BENEFICIOS DE LA RESTRICCIÓN CALORICA

La restricción calórica es necesaria para promover la pérdida de peso. Cómo sea, este no es el único beneficio que ha sido descubierto asociado a que usted restrinja sus calorías. Las investigaciones muestran que el restringir las calorías puede que extienda sus esperanzas de vida. Esto parcialmente se debe a su habilidad para reducir los niveles de glucosa en ayuna, colesterol y presión sanguínea. En junio del

2011, Aspectos Moleculares de la Medicina publicó sobre los resultados de múltiples estudios que exploraban las restricciones calóricas. Los resultados concluyen que esto puede ayudar a:

- Aumentar la expectativa de vida.
- Reduces la tasa de cáncer.
- Mejora el desempeño reproductivo.
- Mejora la actividad física.
- Reduce la degeneración de la edad relativa del cerebro.

PROMOCIÓN DE LA MASA MUSCULAR MAGRA

Los efectos de ajustar sobre la masa muscular magra son extensamente debidos a su impacto en la hormonan humana de crecimiento. Cuando alguien tiene déficit en esta hormona es un efecto común la reducción de la masa muscular humana. Esto también puede causar altos niveles de grasa corporal.

Primero un poquito sobre esta hormona. La glándula pituitaria la produce. Una vez que llega al torrente sanguíneo, tan solo permanece allí por unos minutos. El hígado la atrapa y se somete al metabolismo. Esto la convierte en otros múltiples tipos de factores de crecimiento. El más importante de conocer es la insulina cómo factor de crecimiento 1(IGF1).

Esta hormona contrarreguladora es secretada cuando usted está durmiendo. Junto con la adrenalina y la cortisona, trabajan en conjunto para fragmentar el glicógeno y así aumentar la glucosa en la sangre, contraviniendo los efectos de la insulina. Estas hormonas generalmente secretadas de forma pulsante unas pocas horas antes de que usted se despierte. El propósito es esencialmente el de alistar su cuerpo para el comienzo del despertar y necesitar energía óptima. Esta es la razón por la cual es un mito de que usted necesita del desayuno para darle un arranque a su cuerpo en las mañanas. El cuerpo ya se encuentra manufacturando su propia energía.

Un estudio publicado en 1982 observó a un paciente, quién por razones religiosas atravesó 40 días de ajuste. Al comienzo del ajuste la hormona del crecimiento del paciente comenzó en 0.73, Esta alcanzó su pico en 9.86. Esto fue únicamente con el ayuno y no suplementado. Otros estudios han sido capaces de replicar los resultados de este. Otras investigaciones muestran que tan solo dos días de ajuste son suficientes para promover un significativo incremento en los niveles de esta hormona.

Usted necesita de la hormona de crecimiento en las cantidades correctas para asegurar el mantenimiento de la masa magra. Esto incluye huesos y músculos. Estudios que han sido hechos sobre este tópico que han mostrado que los ajustes pueden preservarle a usted hasta 4 veces más masa muscular magra al mismo tiempo que le permite una pérdida de peso constante comparado en general con dietas de restricción calórica. Todo esto es debido a la habilidad de los ajuste de promover al tejido de apoyo a que crezca y mantenerlo.

Los atletas de competencia, suelen ajustas para un mejor estado físico. Esto es porque el ajuste les permite el quemar grasas mientras retienen o mejor aún construyen músculos de apoyo. Cada día la gente puede tomar ventaja de esto para perder peso y promover una mejor condición física en general.

CAPÍTULO 2: EXPLORANDO LA DIETA KETOGENETICA

La dieta ketogenética, En su más simple definición, es una restricción de carbohidratos. Comer de esta manera le ayuda al cuerpo a producir ketones junto con el hígado. Entonces, en lugar de glucosa, los ketones son usados para energizar el cuerpo.

Cuando usted consume una dieta regular con dosis regular de carbohidratos, su cuerpo constantemente tiene glucosa para combustible. Entonces, la grasa en su cuerpo se conserva almacenada y en desuso. Cuando usted significativamente restringe los carbohidratos, su cuerpo es esencialmente forzado a quemar la grasa para tener combustible.

Este tipo de dieta fuerza a su cuerpo a entrar en ketosis. Una vez que el cuerpo se encuentre allí, este comienza a producir ketones. Esto ocurre como un resultado del hígado fragmente la grasa. El siguiente listado de beneficios científicamente respaldados de la dieta Ketogenica:

-Pérdida de peso.

-Mejor control del azúcar en la sangre.

-Mejoramiento del enfoque mental.

-Normaliza el hambre y más energía.

-Mejora la presión arterial y el colesterol.

-Mejora la resistencia a la insulina.

-Despeja el acné.

PREPARANDOSE PARA LA KETO DIETA Y HACIENDO LA TRANSICIÓN

El primer paso es decidir cuál dieta ketogenética usted va a seguir. Lo más común es lo estándar. Este usa el rango 70/25/5 para la grasa, proteína y carbohidratos respectivamente. Cómo sea, existen otras tres opciones:

- ***Cíclica***: Esta es similar a los ajustes intermitentes, pero con sus tomas de carbohidratos. Por ejemplo, usted tendrá dos días a la semana con una toma normal de carbohidratos y cinco días ketogénicos.

- **_Alta proteína_**: Con esta opción, usted reduce su rango de grasa a un 60% y tiene un 35% de proteína. Su toma de carbohidratos se mantendría en 5%.
- **_Dirigido_**: Si usted se entrena para ejercitarse vigorosamente, esta oposición permite una mayor toma de carbohidratos durante su sesión de ejercicios.

Por encima de todo, la estándar es la más recomendad y la más fácil para tener la transición. Es también la más fácil de combinar con ajustes intermitentes.

Muchas comidas de conveniencia son altas en carbohidratos, así que se recomienda que su plan de comidas y se asegure de tener disponible los bocadillos correctos. Es mucho más fácil el apegarse a esta dieta cuando usted no tiene que preocuparse sobre que va a comer. También saque de su casa las comidas prohibidas, así usted no es tentado.

El siguiente paso es el de asegurarse de que sus metas de macronutrientes son calculadas. Cuando usted se encuentre planeando sus comidas, haga esto con estos objetivos en mente.

Asegúrese de que usted está bebiendo suficiente agua. Cuando usted se encuentra deshidratado, es común el sentirse hambriento, y esto tal vez le haga buscar comida que lo pueda sacar de la ketosis.

Ultimadamente, duerma adecuadamente y planee sus horas de dormir. Cuando su cuerpo se encuentra bien descansado, usted está menos tentado de buscar "malas comidas" que lo puedan sacar de la ketosis. Además, la falta de sueño incrementa el estrés y un alto estrés puede sacarlo de ketosis.

RACIÓN DE MACRONUTRIENTES.

Desafortunadamente, en las dietas tradicionales para la pérdida de peso, usted desea que la grasa constituya la mayor parte de la dieta. De hecho, aproximadamente 70% de sus calorías deberían de provenir de las grasas. Entonces, usted desea 5% de sus calorías de los carbohidratos y un 25% de las proteínas.

Algunas personas miraría el total de los carbohidratos y otros los carbohidratos netos. *Total* es solo cómo suena, usted lee l etiqueta de nutrientes y tan solo utiliza el número del total del listado. Ahora, los carbohidratos netos serán el total después de que usted substraiga los carbohidratos de las fibras. Las etiquetas del contenido nutricional le proveerán esta información, por lo que se le hace fácil llevarle el seguimiento.

COMIDAS QUE COMER Y QUE EVITAR

Para entrar en un estado de ketosis tan rápido como sea posible, es recomendado el no comer más de 15 gramos de carbohidratos por día. Usted desea obtener la mayoría de sus calorías de los siguientes tipos de comidas:

-Carne, aves de corral, pescado.

-Vegetales que crezcan por encima del suelo.

-Nueces y semillas.

-Endulzantes bajos en carbohidratos.

-Verduras de hoja verde.

-Productos lácteos altos en grasa.

-Bayas y aguacates.

-Grasas saludables.

Usted definitivamente desea limitar significativamente la ingesta de las siguientes comidas:

-Granos.

-Frutas.

-Azúcar.

-Comidas dietéticas.

-Grasas no saludables.

-Alcohol.

ALCANZANDO LA KETOSIS

Esta es la máxima meta de cualquier dieta Ketogenética. Cuando usted se encuentra en ketosis, su cuerpo está quemando grasa en lugar de glucosa. Los siguientes pasos son necesarios para ayudarlo a alcanzar y mantener el estado de ketosis:

- Restrinja sus carbohidratos. Idealmente, su consumo neto de carbohidratos debería de ser de 15 gramos al día. Recuerde que el consumo neto de carbohidratos es quitando la fibra consumida. Usted no desea sacrificar la fibra.
- Sea consciente de su consumo de proteína. Use las raciones apropiadamente y calcule sus necesidades proteicas apropiadamente. Si usted consume mucha proteína, el excedente puede ser transformado en glucosa. Cuando esto sucede, usted queda completamente fuera de la ketosis.
- Cuando se refiere a la grasa, simplemente preocúpese de su calidad. Las dietas bajas en grasa fueron la tendencia por más de dos décadas, pero usted puede perder peso aun mientras está comiendo mucha grasa siempre y cuando sean grasas sanas, tales como las de aceite saludables, semillas y nueces.
- En lo que se refiere a comenzar a tener éxito con ketosis, usted necesita abundante agua. El estar deshidratado puede causar problemas

con este tipo de dietas. Abundante agua será su mejor elección.

- Usted puede merendar pero tenga cuidado con lo que escoge. Asegúrese de que sus meriendas sean pequeñas y que sigan las reglas de la ketosis.
- Agregue ayunos a su dieta ketogenética. En el siguiente capítulo, usted verá por qué el combinar esto puede ayudarle a lograr su peso y metas de pérdida de peso más rápidamente.
- Sea consciente de sus ejercicios. A partir de que la ketosis quemará grasa sin que usted haga cualquier otra cosa, usted no necesita ejercitarse excesivamente. Cómo sea, el fortalecimiento básico y entrenamiento cardio contribuirá a resultados más rápidos y mejorar su condición física en general.

Ahora, usted desea saber cuándo es que su cuerpo entra en la ketosis. Existen múltiples maneras de probar esto y usted debería mantener su cuerpo vigilado por si debería salirse, usted puede rápidamente hacer ajustes y regresar a este estado.

Una de las formas más simples es con tiras de pruebas de cetonas. Cómo sea, esto tan solo mide los ketones en su cuerpo. No le dan una respuesta definitiva de que si esta en ketosis o no. También existen ciertos cambios corporales que son comunes y que cuando usted entre en ketosis que le gustará buscar:

- **Boca seca**: Cuando usted se encuentra en ketosis, el cuerpo libera más fluidos. Cuando usted comience a tener la boca seca, su cuerpo generalmente le está diciendo a usted que consuma más electrolitos tales como potasio y sodio.
- **Aumento de la orina**: Esta dieta tendrá un efecto diurético natural, así que es común que tenga que orinar más frecuentemente. La razón de esto se debe a que los ketones son excretados a través de la orina porque usted está consumiendo más agua como parte de la dieta.
- ***Aumento de la energía y reducción del hambre***: Esto es considerado la principal

señal de ketosis. Usted se sentirá con más energía, pero al mismo tiempo usted no tendrá que comer con mayor regularidad para mantenerse sus niveles de energía.
- ***Mal aliento:*** Los ketones y acetonas son excretados a través de su aliento. A medida que pase el tiempo esto desaparecerá.

CARBOHIDRATOS COMPLEJOS VS SIMPLES

Usted comerá algunos carbohidratos cuando esté en una dieta ketogenética, pero usted desea asegurarse de que estos sean los correctos. Los carbohidratos están compuestos de almidón, azúcar y fibra. El azúcar es un carbohidrato simple mientras que el almidón y la fibra son del tipo complejo. Usted desea evitar todas las azúcares simples cuando usted se encuentre en esta dieta. Estos son los carbohidratos donde las consigue:

- Galletas dulces.
- Pastelería.
- Soda.
- Otras comidas no saludables.

Cuando usted coma estos tipos de azúcares, su glucosa alcansa picos y eventualmente se cuelga.

Ahora, los carbohidratos complejos provienen de fuentes de comidas más sanas, tales coómo:

- Nueces.
- Avenas.
- Arroz.
- Granos.
- Frutas.

Desafortunadamente los carbohidratos simples, estos proveen niveles de glucosa más estables sin un colgamiento repentino. Cuando usted está recibiendo el cinco porciento de sus calorías por día a partir de los carbohidratos, estos son los que usted desea conservar.

CAPÍTULO 3: OBTENIENDO LOS MÁXIMOS RESULTADOS MEDIANTE LA COMBINACIÓN LA KETOGENÉSIS Y LOS JUSTES INTERMITENTES

Ahora que usted ya entiende lo básico concerniente a los ajustes intermitentes (AI) y la dieta ketogenética, es tiempo de explorar usándolas a las dos simultáneamente para la pérdida de peso.

No importa cual dieta usted haya iniciado, es fácil el agregar las otras porque ellas son muy similares en sus fundamentos. Ambas dietas requieren de un cierto tipo de ajuste. Con AI, esta es con la comida en general y con ketogenética, usted está ajustando loa carbohidratos.

La dieta ketogenética trabaja para inducirlo a usted a la ketosis así que usted está quemando grasas. Esto es porque usted esta ajustando de su cuerpo aquello que luego se convertiría en glucosa. El cuerpo siempre quemará la glucosa primero. Cómo sea, cuando esta no se encuentra disponible, el cuerpo cambia a modo de quemar grasas.

Cuando usted combina AI con ketogenésis, usted está ayudando a su cuerpo a entrar en ketosis más rápidamente. Esto también hace más fácil mantenerse en este modo. Si usted inicia con una dieta ketogenética usted ya ha ayudado a su cuerpo a sentirse harto con menos comida, así que el agregarle AI a la mezcla será relativamente más fácil. Lo mismo es cierto al inverso. A medida que usted haga AI, usted ya se encuentra acostumbrado a tan solo comer a ciertas horas del día y usted se ha disciplinado a si mismo a pasar por periodos sin comida. Esto hace más fácil para usted el restringir los carbohidratos sin sentirse hambriento. A demás, si usted tan solo come durante un pequeño lapso de tiempo cada día, se hace más difícil el sobrecomer carbohidratos, ayudándole a usted a alcanzar un estado de ketosis.

El ajustar viene con una gran cantidad de beneficios, pero usted no puede simplemente ajustar para siempre. Usted necesita comida y nutrientes. Cómo sea, si usted carga todo en cualquiera, esto causará un cambio constante entre ketones y glucosa para obtener energía. Cuando usted incorpora el estilo dietético de la dieta ketogenética, usted le está dando a su cuerpo un camino por donde transitar. Esto usa los Ketones para ayudar a quemar la grasa para obtener combustible. Usted también obtendrá los nutrientes que usted requiere, asegurándose de que sus esfuerzos dietéticos se mantengan saludables y completamente beneficiosos.

Cuando usted mira las investigaciones, es fácil perderse en ellas porque hay tanto que muestra los beneficios de la ketosis, AI y combinándolas a las dos. Algunos beneficios básicos son respaldados por las investigaciones incluyendo el mejoramiento de la resistencia a la insulina, reducción de la presión arterial, mejor sensibilidad a la insulina y reducción de los marcadores de inflamación. Múltiples estudios, incluyendo uno publicado en el 2012 en el *BMC Nutritional Journal*, fijó su atención en estos factores, al igual que a la obesidad. La investigación concuerda que no solo estas dietas promueven l pérdida de peso, sino que también ofrecen protección a enfermedades por igual. Otros dos estudios que respaldan esto incluyendo un estudio en Mayo del 2012 publicado en el *International Journal of Obesity* y un estudio publicado en Julio del 2008 en el *British Journal of Nutrition*.

MINIMIZANDO LOS EFECTOS COLATERALES DE LA DIETA

Cuando usted comienza con AI y le agrega ketogenésis, esto puede minimizar los efectos colaterales de la dieta ketogenética, tales cómo: calambres, nauseas, dolores de cabeza y fatiga. Esto se deba a que usted ya ha entrenado su cuerpo para que requiera demos frecuencia en las comidas. Si usted reduce sus carbohidratos a lo largo del curso de una o dos semanas, sus hábitos de ajuste pre existente comparados con esta transición más lenta puede que elimine sus efectos colaterales o al menos los haga mucho más tolerables. Recuerde que estos efectos colaterales son temporales. Una vez que su cuerpo se ajuste a los niveles más altos de ketones y a quemar grasa para conseguir combustible, se irán por completo.

El combinar ketosis y AI puede hacer que los ajustes sean más manejables y esto previene de que el cuerpo tenga que constantemente intercambiarse entre ketones (acetonas) y glucosa para combustible. Partiendo de que usted está privando a su cuerpo de la glucosa extra de los carbohidratos, su cuerpo se mantendrá en un canal estable de funcionar con ketones. Esto lo previene de sentirse muy hambriento durante sus periodos de ajuste. Esto también puede prevenir el sentirse fatigado. La fatiga con los ajustes es frecuentemente debida a la ingesta de carbohidratos pesados y luego no volverlos a comer durante un periodo de ajuste prolongado.

INCREMENTO DE LA LONGEVIDAD

No es ningún secreto que el mantener un peso saludable es algo crítico para una larga expectativa de vida. Cómo sea, varios tipos de ajuste pueden mejorar la longevidad en otras formas. Síntomas de síndromes metabólicos tienden a ser mejorados cuando una persona se acopla en ajustes regulares. Entonces, usted tiene ketosis. Cuando esto sucede, la autofagia es inducida. Esto es esencialmente darle la oportunidad al cuerpo de que se auto cure.

A demás, piense atrás en el capítulo uno y la información sobre la hormona del crecimiento y como esta mejora la masa muscular magra. Esta masa también contribuye a una mayor longevidad. En adición para promover una mayor masa muscular magra, recuperación después de ejercitarse y mejor síntesis de proteínas musculares también son mejoradas cuando usted ajusta, de acuerdo con múltiples estudios, incluyendo uno publicado en agosto del 2010en la *American Journal of Physiology, Regulation, Integrative and Comparative Physiolgy*, y otra publicada en Marzo del 2009 en el *Journal of Strength and COnditioning Research*.

PIERDA PERSO MÁS RÁPIDAMENTE.

Esta es la principal razón por la que la gente escoge hacer dietas y combinar estas dos dietas. Combinando estas dos dietas también le pueden ayudar a superar cualquier inconveniente con el que se haya topado que si tan solo hiciera una sola de las dos dietas. Hay varias razones por las cuales usted se convertirá en una maseta o simplemente acelerará los resultados de la pérdida de peso que usted ya se encuentra recibiendo con una de estas dietas:

- En algunos ajustes, el cuerpo tan solo puede manejar cierta cantidad de calorías. Piense en cómo usted se siente cuando consume demasiado en una sola sentada. Usted tiene un malestar estomacal, dolor leve y problemas tales cómo aventamiento y gases. Así que cuando usted tan solo come durante un lapso determinado, usted va de manera natural a restringir las calorías desde el momento en que usted tan solo come cierta cantidad.
- La saciedad y el apetito se reducen cuando su cuerpo se encuentra en ketosis. Esto elimina

esos momentos de tentación durante sus periodos de ajuste. A medida que pase el tiempo, usted notará que sus antojos decrecen y que le es mucho más fácil el comer simplemente dentro de su cronograma de AI.

- Usted no merendará durante el día. Las meriendas pueden ser malas en lo que se refiere a la pérdida de peso. Existen ciertas formas saludables de hacerlo, pero cuando usted pueda eliminarlo completamente, usted se está deshaciendo en promedio de 200 a 500 calorías por día. Menores calorías significa mayor pérdida de peso.

A demás, por su puesto, en ketosis, en lo cual ambos: ajustes y dieta ketogenética, su cuerpo está usando su grasa almacenada para darle energía. A medida que más grasa se queme, usted perderá peso y empezará a tener una fisionomía más esbelta.

ESTABILIZANDO SU AZÚCAR EN LA SANGRE

Ambas dietas han sido mostradas para balancear el azúcar en su sangre y mejorar la sensibilidad a la insulina. Ambas acciones son críticas estables y saludables perdidas de peso. En el 2005, un reporte publicado en el *Nutrition and Metabolims* observó cómo las dietas ketogenética pueda trabajar como tratamiento para la diabetes tipo 2. La dieta partiendo del hecho que es baja productora de glucosa a partir de carbohidratos, esto puede impactar los niveles de azúcar en la sangre en forma positiva. Cómo sea, el estudio referido anteriormente establece que agregando AI al régimen puede que conlleve a un impacto positivo aún mayor en la diabetes tipo 2. Los resultados fueron replicados en otro estudio que fue publicado en Julio del 2014 en el *International Juornal of Health Sciences.*

El departamento de neurobiología de la escuela de medicina de Harvard lo llevo un paso más adelante. Ellos se enfocaron en determinar otros beneficios de bajar el azúcar en la sangre. Ellos determinaron que eso no solo puede ser beneficioso para la diabetes tipo dos y la pérdida de peso, sino que también puede eliminar el nublamento cerebral y mejorar la concentración, memoria y enfoque.

REDUCCIÓN DE GRASA ABDOMINAL

En Septiembre de 2005, la escuela médica de Harvard publicó un reporte sobre la grasa abdominal. Es conocido que combinando AI con dieta ketogenética para reducir el azúcar en la sangre y balancear la sensibilidad a la insulina juega un rol en la reducción de la grasa abdominal. Cómo sea, por qué es esto importante? Aquello que les preocupa más a los expertos es la grasa visceral en la cavidad abdominal y no la grasa cercana a la superficie, refiriéndose a esta como grasa subcutánea. La de tipo visceral rellena los espacios entre los órganos. Esta es una medida de protección natural, pero cuando los niveles de grasan llegan a ser demasiados, los problemas de salud se pueden presentar. La preocupación común es sobre este tipo de grasa, incluyendo las alteraciones metabólicas, diabetes tipo 2, problemas de la vesícula biliar, cáncer de seno y enfermedades cardiovasculares.

Los investigadores creen que las células grasas en el abdomen se encuentran biológicamente activas. Esto quiere decir que ellas pueden producir substancias y hormonas que podrían tener un impacto negativo sobre la salud. Recientemente se ha descubierto que estas células grasas producen citosinas, un tipo de químico en el sistema inmune. Esto puede incrementar las probabilidades de que una persona desarrolle enfermedades cardiovasculares. Otros bioquímicos que están siendo estudiados pueden que jueguen un rol en tener un impacto negativo en la presión arterial, sensibilidad a la insulina y coagulación de la sangre.

Cuando usted se encuentra en ketosis, la grasa es quemada y esto incluye a la grasa visceral en el área abdominal. Recuerde que combinando ketogenésis con AI lo lleva a usted a ketosis más rápidamente.

MEJORANDO LA ABSROCIÓN DE NUTRIENTES

Un estudio publicado en Marzo del 2010en el *Eurupean Journal of Applied Physiology* exploró que comer antes de ejercitarse. Este mostró que el cuerpo tiende a absorber las proteínas y los carbohidratos más eficientemente cuando la persona hace cardio después de un ayuno. Cuando usted se come su comida después de ejercitarse, su cuerpo puede más fácilmente absorber los nutrientes en la comida. Esto puede contribuir a un más rápido crecimiento de masa muscular magra.

PROTECCIÓN DE SU CEREBRO

Este beneficio proviene más de los componentes de los AI pero recuerde que los ketones también son excelentes para la salud de su cerebro. Las enfermedades neurodegenerativas, desafortunadamente, están en alzamiento en el mundo occidental. Se desconoce la razón exacta, pero se tiene la creencia que la dieta moderna puede que juegue un papel en ello. Ha habido numerosos estudios revisando los ajustes intermitentes (AI) y la enfermedad de Alzheimer. Mientras que la mayoría de los estudios han sido en animales, los resultados son prometedores. Por ejemplo, un estudio publicado en Abril del 2007 en el *Journal Neurobiologi of Desease* concluyó que los AI pueden resucir la severidad o retardar la aparición del Alzheimer. Esto fue un estudio con ratas.

Ciertamente otras enfermedades neurodegenerativas también fueron exploradas, incluyendo la enfermedad de Huntington, y la enfermedad de Parkinson. Los animales de las pruebas mostraron resultados similares para estas así como lo hicieron para la enfermedad de Alzheimer.

Buscando en general la salud del cerebro, la reducción de inflamación y estrés oxidativo han sido observados con los AI. Las nuevas células que crecen en el cerebro también se pueden beneficiar de los AI, de acuerdo con varios estudios en ratas, tales cómo uno publicado en Octubre del 2000 en el *Journal of Molecular Neuroscience* y otro estudio publicado en Febrero del 2002 en el *Journal of Neuro chemistry*.

DISPARANDO LA AUTOFAGIA

Este proceso se tocó brevemente en capítulos anteriores. La autofagia es disparada por ambas dietas: ketogenética y AI. Es un proceso donde su cuerpo esta esencialmente haciendo cierta limpieza doméstica. Este proceso remueve desechos y células que ya no están trabajando cómo deberían de estarlo haciendo. Esto da como resultado células más sanas, renovación y reconstrucción. Durante los ajustes, este proceso se inicia naturalmente. También se dispara cuando usted está restringiendo su consumo de carbohidratos. Así que combinando AI con ketogenésis se acelerará la autofagia

MEJORANDO LA SALUD DEL CORAZÓN

El perder peso a solas es tomar un paso en la dirección correcta para una mejor salud del corazón. Cómo sea, cuando usted pierde este peso por la vía de los AI, esto pudiera ser aún más beneficioso. Recuerde que a lo largo y ancho del mundo, las enfermedades del corazón son mortales. Existen múltiples marcadores o factores de riesgo que contribuyen a su riesgo en general, incluyendo su presión arterial, niveles de triglicéridos en la sangre, niveles de azúcar en la sangre, balance del colesterol total y marcadores inflamatorios.

Diversos estudios han sido llevados a cabo para ver si AI pudieran ser beneficiosos promoviendo una mejor salud cardiaca. Ahora, mientras la mayoría de estos estudios han usado animales y no humanos, permiten realizar conclusiones razonables. Un estudio publicado en Noviembre del 2009 en el *American Journal of Clinical Nutrition* no solo se fijó en los AI y su habilidad de promover la pérdida de peso sino a demás cómo esto puede proveer cardioprotección para adultos que están obesos. Los resultados mostraron que aquellos quienes se adhirieron a los protocolos de este estudio experimentaron no solo una reducción en el peso, además de la misma manera que en sus nivele de triglicéridos y presión sanguínea sistólica.

BALANCEANDO AI Y KETOGENÉSIS

Esto es algo que usted esencialmente debe de hacer para jugar un poco. Usted desea el encontrar el cronograma de ajustes que tenga más sentido para usted y su estilo de vida. Usted también debe de escoger el cronograma de ajustes que le asegure que usted está obteniendo la correcta ración de macronutrientes sin problemas.

Generalmente se recomienda que usted le permita a su cuerpo el escoger sus cronogramas de AI por usted. Esto quiere decir que usted debería de probar diferentes tiempos de ajuste para ver cuando es más fácil para usted el evitar comidas. Para aquellos que se encuentran en un cronograma normal, queriendo decir con esto despiertos durante el día y durmiendo durante la noche, resulta a menudo más fácil hacer ajustes cuando están durmiendo y a partir de las horas tempranas de la tarde. Entonces cuando usted se encuentre en casa después del trabajo, usted se podrá sentar y disfrutar de su comida.

Es importante el hacer notar que mientras ketogenésis hace que para la mayoría aparezcan beneficios más extensos, existen algunos casos donde no es ideal el agregar los ajustes intermitentes (AI) a la mezcla. Dichos casos incluyen cuando usted está:

- Amamantando.
- Embarazada.
- Teniendo un severo desorden del sueño.
- Tener un historial de desórdenes alimenticios.

- Experimentando una temporada de severo y crónico estrés.

Asó que por cuánto tiempo puede hacer ambas dietas de forma saludable? Esta respuesta por lo general es por cuanto tiempo usted lo desee. Siempre y cuando usted le esté suministrando a su cuerpo los nutrientes adecuados y no sobre restringiendo sus calorías, usted puede continuar haciendo ambas dietas. Muchas personas utilizan la combinación de AI y ketogenésis para perder peso y luego conservarse en ese peso alcanzado, aunque con unos pequeños ajustes, para mantener su peso perdido y los otros beneficios positivos, tales cómo el incremento de energía y el mejoramiento del sueño.

CUAL DE LOS METODOS DE AJUSTES INTERMITENTES ES EL MEJOR CON UNA DIETA KETOGENÉTICA?

Mientras no hay en realidad una respuesta correcta para todas las personas, la mayoría está de acuerdo que el método 16:8 es la elección superior. Esto se debe mayormente a que es la opción más flexible, y se le hace fácil a usted obtener sus macronutrientes y una cantidad saludable de calorías. Cómo sea, partiendo de que usted puede comer solo en un periodo de ocho horas, esto previene el riesgo de merendar demasiado o consumir demasiadas calorías en exceso. Ultimadamente le da un sólido balance sin importar su cronograma, es relativamente fácil el trabajar con el.

Con el método 16:8 usted puede escoger sus horas de ayuno y de comer basado en su cronograma. Si usted trabaja de 9 a 5 y usted permanece despierto durante horas normales, considere en colocar su periodo de comer desde el mediodía hasta las 8 pm. Durante este tiempo, usted se encuentra relativamente ocupado con el trabajo y otras responsabilidades, esto le hace fácil el no sobre comer durante estas 8 horas. Entonces, durante las 16 horas de ajuste (ayuno), usted se encuentra durmiendo cómo mínimo durante 8 de esas 16 horas, acoplándose a su compromiso, preparándose para su día y haciendo otras cosas que lo mantienen a usted ocupado y a su mente fuera del ajuste.

Idealmente, usted no desea su periodo de comer durante un tiempo que usted está durmiendo o aburrido. Esto puede causar problemas con ya sea no comer suficiente o fácilmente sobre comer.

Ahora, durante sus periodos de comer, usted no tiene que contar calorías. En lugar de esto, siga las reglas básicas de la dieta ketogenética y asegúrese de que lo que usted está comiendo ha sido creado teniendo en mente su ración de macronutrientes. Esto le asegura de que usted está recibiendo suficientes nutrientes. Su plato debería de tener al menos tres diferentes comidas cuando usted esté comiendo partiendo del hecho que usted también necesita asegurarse de obtener los micronutrientes correctos, tales como vitaminas y minerales.

Aunque usted no necesite contar calorías para la combinación de estas dos dietas sea efectiva, aún sigue siendo recomendable. Esto se debe mayormente a que usted desea asegurarse de recibir suficientes calorías. La forma en cómo usted puede calcular sus calorías será discutido en el siguiente capítulo.

Durante sus periodos de ajuste, usted debe de ayunar. Ni siquiera consuma una simple nuez. Usted puede beber agua. Algunas dietas también le permitirían algo de café negro o té simple. Cómo sea, es importante mantener su consumo de cafeína tan bajo como sea posible cuando usted se encuentre en estas dietas. Mientras el tópico sea controversial y las investigaciones no lleguen a una conclusión definitiva, cierta evidencia sugiere que el consumir bastante cafeína puede hacer que el nivel de azúcar en la sangre baje mucho más aún. Ahora para aquellos que de todas formas se encuentran sanos y están haciendo AI y ketogenésis, esto pudiera no ser in problema. Cómo sea, sí una persona es diabética, esto podría causar problemas con la adecuada estabilización de la azúcar en la sangre. En lo que se refiere a la cafeína y cuanta usted consume en esta dieta, es mejor que primero hable con su doctor. Recuerde que ambas dietas de manera natural impulsan su energía, así que de todas formas lo más seguro es que ya no necesite cafeína en ninguna forma.

MITOS CONUNES DERUMBADOS

Hay un número de mitos populares sobre la nutrición los cuales esencialmente dicen que AI y ketogenésis son contraproducentes en la pérdida de peso y la salud en general. Cómo se, el derrumbar estos mitos le ayudará a usted a ver como combinando estas dos dietas puede de hecho ser lo mejor para su cuerpo. Una vez que usted conozca los hechos, esto también le hará comer saludable más fácilmente y a las horas que le sean más convenientes para usted.

USTED DEBE DE COMEL EL DESAYUNO:

Desde que usted estuvo en la primaria, a usted se le enseñó que esta es la comida más importante del día. Cómo sea, gracias a la ciencia, esto ahora se conoce como un mito. Mucha gente se salta el desayuno debido a limitaciones de tiempo, simplemente no se sienten hambrientos o porque quieren reducir calorías. De hecho, con frecuencia esta es la comida más fácil de saltarse partiendo del hecho de que la mañana tiende a ser muy ocupadas. Así que, cuando usted está ajustando o ayunando, consideré el introducir su tiempo de ajuste en las horas de la mañana. Una vez usted se encuentre en ketosis, cualquier hambre que usted haya sentido durante la mañana con anterioridad, ya no la va a sentir, haciendo esto más fácil el saltarse esta comida.

COMA TODOS LOS CARBOHIDRATOS TEMPRANO:

Un mito común es que el cuerpo resulta ser más eficiente en la utilización de los carbohidratos durante la mañana. Dado a esto, se ha sugerido durante un largo tiempo de que usted se coma los carbohidratos en la mañana. Esto no es verdad. De hecho, nuevas investigaciones muestran que de hecho es beneficioso para la pérdida de peso el comer sus carbohidratos tarde en el día partiendo del hecho de que en la mañana su cuerpo está empezando a usar las grasas cómo combustible tras ayunar toda la noche mientras usted se encontraba durmiendo. Así que, cuando usted escoja su periodo de comer, hágalo entre un poco después del mediodía y temprano en la noche, esto es de hecho una mejor opción.

COMA VARIAS COMIDAS PEQUEÑAS DURANTE EL DÍA:

Este es uno que usted ha oído desde hace mucho tiempo y la gente con frecuencia mezcla la frase "modo de inanición". El comer tan solo una vez al día está perfectamente bien siempre y cuando usted se encuentre recibiendo las calorías y los nutrientes adecuados. Durante su periodo de comer, usted puede optar por unas cuantas comidas pequeñas, o una sola gran comida, dependiendo de sus preferencias. Recuerde que una vez usted se encuentre en ketosis, su cuerpo ya no está confiando en usted para que le de un estable suministro de glucosa para la energía. El se encuentra quemando grasas para este propósito.

SIEMPRE COMA ANTES DE EJERCITARSE:

Su instructor del gimnasio de probablemente mencionó esto en algún momento cuando usted se encontraba en la escuela. Esto es un mito. De hecho, el ejercicio en realidad puede ser beneficiado cuando ayunas de antemano. Recuerde la información anterior sobre la absorción de nutrientes.

LOS AYUNOS (AJUSTES) CAUSAN PERDIDA MUSCULAR:

Cómo usted aprendió en el capítulo uno, el ajustar apropiadamente de hecho pueden contribuir en un incremento de su masa muscular magra. La clave está en asegurarse de recibir la apropiada ración de macronutrientes, especialmente sus proteínas. Comparado con la restricción básica de calorías, AI parece proteger la masa muscular magra más efectivamente.

EL AJUSTAR PONE LENTO EL METABOLISMO:

Usted frecuentemente oyó que el comer a lo largo del día le ayuda a tener el metabolismo impulsado. Esto es un mito. Al menos que usted se encuentre completamente ajustando (ayunando) durante tres o más días, su metabolismo estará bien. De hecho, los ajustes a corto plazo pueden impulsar más aún su metabolismo, de acuerdo con el estudio publicado en Junio del 2000 en el *American Juornal of Clinical Nutrition*.

CÓMO ABORDAR UN ESTILO DE VIDA COMBINANDO AI Y KETOGENÉSIS

La mayoría recomienda que usted comience primero con ketogenésis. Cuando usted haga esto, simplemente no se sumerja. Dese a sí mismo algunas semanas para transitar hacia ketogenésis. A lo largo del curso de 4 semanas, reduzca progresivamente sus carbohidratos hasta llegar a 15 gramos de carbohidratos al día. Recuerde que sus carbohidratos netos son sin sus fibras. Una transición gradual ayuda a aliviar los antojos y problemas, tales cómo la constipación.

Una vez que usted ya se encuentre haciendo ketogenésis, tan solo haga esta dieta durante un mes. Dele a su cuerpo cierto tiempo para adaptarse y dese tiempo a usted mismo para aprender nuevas recetas de comida y así entrar en ketogenésis más amablemente. Una vez usted se sienta seguro y se encuentre listo, agréguese AI. Cómo se discutió anteriormente, el método 16:8 es el más recomendado. Le tomará un cierto tiempo el acostumbrarse a tan solo comer durante un periodo de solo 8 horas al día. Si usted comete equivocaciones, de inmediato regrese al vagón. Recuerde que usted se encuentra completamente en revisión de sus hábitos alimenticios. Se le permite tener algunos pocos momentos de debilidad. Simplemente no permita que estos momentos lo descarrilen de lograr sus principales metas.

Cuando usted está comiendo, hágalo lento y asegúrese de que las comidas que usted escoja sean diversas. Después de no comer durante 16 horas, si usted intenta comer mucho y muy rápido, esto puede causarle incomodidades. Usted desea estar lleno, pero no sobre lleno. Reparta sus calorías y macronutrientes del día a lo largo de todas las 8 horas del periodo.

QUIEN DEBERÍA DE HACER AI Y KETOGENÉSIS JUNTOS?

Ahora que usted sabe cuan poderosas son estas dos dietas juntas cuando las combinan y usted entiende que en algunos instantes usted debe de evitar el ayunar, usted probablemente se esté preguntando si la combinación de estas dietas es adecuada para usted.

Si usted tiene sobrepeso, usted probablemente ha probado una variedad de dietas en el pasado. Esto es normal. Usted probablemente termina despedido, inicia con mucha fuerza y eventualmente, usted engaña una o dos veces y se rinde. Esto se debe en gran parte a que muchas dietas simplemente no son prácticas. Ellas son increíblemente restrictivas y requieren de muchos cambios muy rápidos. Usted necesita hacer cambios gradualmente y usted necesita una dieta que pueda fácilmente transitar e ingresar en su estilo de vida regular.

Ketogenésis y AI son dietas y ellas promueven la pérdida de peso. Cómo sea, a diferencia de muchas otras dietas, no hay severidad restrictiva. Usted sigue recibiendo todos sus nutrientes importantes, usted puede comer casi todas sus comidas favoritas, aunque con algunas adaptaciones menores, usted no tendrá que forzarse a si mismo a comer cosas que a usted simplemente no le gustan. Con ambas dietas combinadas, usted simplemente reduce sus carbohidratos y come durante periodos específicos. Eso es todo. Sí, cómo todos los cambios de vida, esto es más fácil decirlo que hacerlo, pero no es difícil.

El plan de comidas que se muestra más adelante lo introducirá a usted a todo lo que usted necesita saber para tener éxito con la combinación de ketogenésis y AI. Ese plan le dará los detalles, tan bueno como la información sobre la adaptación y la información. Esto quiere decir que usted esencialmente puede construir su propia combinación de dietas basada en que es lo que usted desea y necesita. La combinación entre ketogenésis y AI es verdaderamente el único método dietético que permite tales personalizaciones.

Si usted presenta alguna condición de salud, asegúrese de primero ver a su médico. Esto no se puede enfatizar lo suficiente. Cuando se hace apropiadamente, la combinación de estas dos dietas es relativamente segura. Cómo sea, usted aun desea saber dónde ubicarse antes de iniciar. Es ideal el hacerse un examen físico completo así usted tiene una idea completa de su condición total de salud. Esto es importante por razones de seguridad, pero esto también le permite fijar metas. Por ejemplo usted puede crear una meta de perder peso y bajar su presión arterial.

CAPÍTULO 4: PLAN DE COMIDAS

Tener un plan de comidas bien ubicado y listo para arrancar hará la transición hacia su combinación entre las ditas ketogenésis y AI mucho más fácil. Un plan de comidas es mucho más que una lista de lo que usted va a comer. Usted desea tener todos los detalles también resueltos para que una vez usted empiece a avanzar, usted ya ha removido todas las conjeturas y cosas que tal vez atenten con que usted rompa con su dieta.

DETERMINANO SUS NECESIDADES CALORICAS

Usted desea saber cuántas calorías debe de obtener por cada día y de que nutrientes están deberían de venir. Ahora, con AI y ketogenésis, las calorías no son su principal preocupación, y esto es un agradable cambio respecto a otras dietas. Cómo sea, usted aún desea rastrearlas para asegurarse de que usted está recibiendo suficiente sin volverse loco.

Usted probablemente recuerde haber aprendido en las clases de salud que 2000 calorías por día era la recomendación general para adultos. Luego usted baja a 1500 calorías por día para perder una libra (454 gramos) por semana. A medida de que estos no son números terribles, es importante el saber que las necesidades calóricas son altamente individualizadas. Empecemos por definir una caloría. Existe básicamente un tipo de unidad para medir la energía.

Cuando usted observa las calculadoras de calorías, ellas básicamente le dan un número basado en su sexo, peso y estatura, su estatura, su nivel de actividad, peso actual y edad actual. Usted puede determinar sus calorías por día para perder y/o mantener peso con esta calculadora. Esto es relevantemente preciso si usted esta saludable.

Las calorías que usted necesita por día para mantenerse son usadas para funciones básicas de su cuerpo, tales como la circulación de la sangre, su respiración al igual que para su actividad física. Cuando usted es sedentario, aproximadamente el 20 % de sus calorías soportan estas necesidades básicas. Cuando usted se activa, su cuerpo puede llegar a usar hasta la mitad de las calorías que usted come para brindar soporte energético a estas actividades. Es por esto que usted comer más cuando usted se encuentra activo, ya sea para perder o mantener su peso.

Los hombres y las mujeres también necesitan diferentes cantidades de calorías. Usted probablemente ha notado que los hombres deben de comer un promedio de 300 a 500 calorías más por día comparado con la mujer. Esto es generalmente debido al hecho que en hombre tiende a tener más masa muscular. Como resultado, el cuerpo de ellos está quemando un promedio del 20 porciento más calorías, así que ellos deben consumir más para mantenerse. Ellos también pueden comer más y aún seguir perdiendo peso.

ESTIMANDO SUS NECESIDADES BÁSICAS:

Usted puede utilizar una calculadora en línea, o puede hacer el cálculo usted mismo para determinar su proporción metabólica base (BMR). Su BMR calcula el número de calorías que su cuerpo podría requerir si usted descansa durante un día completo. Estas son las calorías que mantienen sus funciones corporales andando y no es tomado en cuenta las calorías necesarias para ejercitarse o actividades cotidianas, tales cómo ir al trabajo. Considere este valor cómo el mínimo necesario para mantenerlo con vida.

Primero, tome su peso y transfórmelo (de ser necesario) a kilogramos. Para hacer esto tome su peso en libras y divídalo entre 2.2. Ahora tome la figura de los kilogramos (incluyendo todos los decimales) y multiplique este valor por 8.7. Tome este número y súmele 829. Esto le dará su BMR. Vea el siguiente ejemplo:

- Sarah pesa 182 libras y tiene una edad de 32 años.
- 182 dividido entre 2.2 es igual a 87.72
- 87.72 kilogramos por 8.7 es igual a 763.16 calorías
- 763.16 calorías más 829 calorías es igual a 1,592.14

Así que el valor BMR de Sarah es 1,592.14 o 1,592 simplificándolo. Esto quiere decir que para mantener las funciones básicas de Sarah andando, ella necesita aproximadamente 1,592 calorías.

Bien, el 8.7 y 829 factores de calorías empleados anteriormente provienen de la siguiente carta de ecuaciones. Usted debería de considerar su edad para escoger las mejores. Por ejemplo, si Sarah tuviera 22 años, ella debería usar 14.7 y 496.

HOMBRES:

- De 18 a 30 años 15.3 y 679
- De 31 a 60 años 11.6 y 879
- De 61 años en adelante 13.5 y 487

MUJERES:

- De 18 a 30 años 14.7 y 496
- De 31 a 60 años 8.7 y 829
- De 61 años en adelante 10.5 y 596

Okey, así que ahora usted necesita ser capaz de dar cuenta de su nivel de actividad. Generalmente existen cuatro niveles de actividad de donde escoger:

- De muy ligero a sedentario tiene un factor de actividad de 0.2
- Actividad ligera tiene un factor de actividad de 0.3
- Moderado tiene un factor de actividad de 0.4
- Intenso tiene un factor de actividad de 0.5

Escoja el factor de actividad que mejor coincida su nivel de actividad cotidiana. Regresemos a Sarah. Ella se ejercita la mayoría de los días de la semana y ella es una enfermera de cirugía médica, así que su trabajo también es activo. Esto la pone a ella en un nivel de actividad moderado. Tome el valor estimado del BMR de Sara que aparece arriba, el cual fue 1,592 y multiplíquelo por el factor de actividad moderada de 0.4. Esto es igual a 636.8. Este es el número de calorías adicionas que Sarah necesita agregar a la cuenta para su nivel de actividad. Así que, en este punto, Sarah mantendría su peso con aproximadamente 2,229 calorías por día.

El siguiente paso son las calorías que su cuerpo usa cuando está trabajando en absorber los nutrientes y digiriendo la comida. Tome su número de factor de actividad y su BMR, sume estos dos juntos y multiplíquelo por el 10 porciento. En una calculadora esto sería un valor de "0.1". Así que para Sarah esto sería 2,29 calorías por el 10 por ciento lo cual es aproximadamente igual al a 2,452 calorías. 2,452 es el número de calorías que Sarah requiere cada día para mantener su peso.

Cualquier reducción en este total eventualmente resultaría en una pérdida de peso. Cómo sea, es generalmente recomendado el tener un déficit de 500 calorías por día. Así que, si Sarah quisiera perder una libra por semana, ella comería 1,952 calorías por día, asumiendo que su estilo de vida se mantiene consistente. Con una dieta regular ella perdería esta libra por semana en promedio. Cómo sea, esto se puede acelerar con ketogénesis y AI partiendo del hecho que esto quema grasa y los elementos de ajustes pueden dar un mayor impulso al metabolismo, cómo se discutió en capítulos anteriores.

Profundizando en su cálculo total anterior, usted puede ser capaz de recortar más de 500 calorías diarias de forma segura. Sarah sería capaz de eso. Esto le permitiría a ella el perder peso más rápidamente sin sacrificar su salud. Es recomendado que no baje de su número de BMR. Esto también debería tomar en cuenta las calorías de su actividad. Esto asegurara que su cuerpo esté recibiendo lo que este necesita para mantener una salud óptima.

Ahora, una caloría es una caloría, pero no toda son iguales. Cuando usted está haciendo una combinación de ketogénesis y AI, usted quiere tener conciencia de donde provienen sus calorías. Usted aprendió un poquito de sobre raciones de macronutrientes en capítulos anteriores y esto se explorará más a fondo a continuación. Es importante que usted esté recibiendo el número correcto de calorías de los alimentos adecuados para mantenerse en ketosis y para asegurar de que todas sus necesidades nutricionales están cubiertas.

La vía simple, aunque no tan precisa, es el tomar su peso en libras y multiplicarlo por 11 para hombres o por 10 para mujeres.

DECODIFICANDO LOS NIVLES DE ACTIVIDAD

Bueno, que es lo que esos niveles de actividad significan? Cómo es que se diferencia entre moderado y ligero? Esto es lo que usted aprenderá aquí.

Por lo general muy liviano significa que usted se encuentra mucho tiempo o sentado o acostado. Quizás usted tiene un trabajo e escritorio y usted no se acopla a ejercicios regulares. Sus aficione sonde esas de naturaleza sedentaria.

Ligero seria moderadamente sentado, pero también tienen algo de actividad. Por ejemplo, jugando al oro o haciendo trabajos de carpintería. Típicamente el ejercicio sería caminar, pero no más de dos millas por caminata.

Moderado sería un trabajo que requiere de mucho caminar, levantamientos y otras actividades. Sus ejercicios tienden a ser más agotadores, tales como bailar o tenis.

Con actividad intensa, su trabajo sería algo una intensa labor manual, tales cómo trabajar construyendo casas. Usted también debería de acoplarse mucho en deportes cardiovasculares, tales como alpinismo o basquetbol.

El recibir suficientes calorías es importante. Si usted no provee a su cuerpo con suficientes calorías durante un largo periodo de tiempo, lo siguiente podría pasar:

- Su ritmo metabólico puede caer.
- Los músculos pueden empezar a decaer.

- Usted puede que experimente deficiencias nutricionales, irritabilidad, aletargamiento y fatiga.

Cuando usted combina ketogenésis y AI apropiadamente, usted no se tendrá que preocupar de recibir muy pocas calorías. Tan solo sígale el rastro y conozca sus números utilizando el cálculo anterior.

EMPEZANDO:

Hay cierta preparación que usted desea hacer para asegurarse que usted se encuentra completamente preparado para este viaje, incluyendo la preparación mental. Cuando usted se puede preparar por adelantado, se le hace más fácil el agarrar el carril y mantenerse allí. Recuerde que usted anteriormente aprendió que la mejor elección es comenzar de primero con ketogenésis. De hecho, para las primeras dos o cuatro semanas de estar haciendo ketogenésis, se recomienda que usted evite los ajustes (ayunos). Usted desea asegurarse que su cuerpo puede adaptarse por completo a la dieta ketogenética. Una vez usted haya entrado en ketosis, entonces usted le podrá agregar los componentes de los AI a su dieta.

Si usted comienza con ambos al mismo tiempo, el riesgo de fallar es alto. A medida que su cuerpo hace la transición de usar glucosa a usar grasa, es común el sentirse con más hambre de do usual y cansado. Esto sería maximizado si usted también comienza con ajustes al mismo tiempo. Ahora, si usted hace primero la transición a ketosis, esto reduce su apetito de manera natural. Así que cuando usted comience con la parte de AI de su dieta, usted no se sentirá tan hambriento como en los periodos de ayuno. Esto lo hace más fácil para usted el balancear su régimen escogido de AI.

En lo que se refiere a los AI, es importante que usted no se forcé a sí mismo a hacer un esfuerzo completo desde el día uno. Inicie tan solo con saltarse alguna comida para sacar su cuerpo del régimen regular de múltiples comidas a lo lardo del día. Dese a si mismo de uno a dos meses para fácilmente entrar en su plan de AI. Entonces una vez que usted valla con toda su fuerza, usted ya se habrá adaptado, minimizando el riesgo de efectos desagradables, tales como sentiré cansado y hambriento.

Permítale a su cuerpo a que escoja su momento de ayuno (ajuste). Algunas personas encuentran más fácil el ayunar durante el día, mientras otros puede que consigan más fácil hacerlo durante la noche. Pruebe diferente periodos de tiempo y determine cuál es el mejor para usted.

Cuando usted se encuentre en tiempos de ajuste (ayuno), es mejor mantenerse ocupado. Debido a esto, las personas suelen hacer cronogramas de las horas ajuste cuando están durmiendo y durante sus horas de trabajo. Cuando usted se encuentra durmiendo, usted no está comiendo, y en el trabajo usted puede ignorar su deseo de comer algo.

TIPS DE PREPARACIÓN GENERAL:

El primer paso es determinar sus metas. Usted probablemente lo que desea es perder peso. Determine cuanto peso desea perder y divida esto en metas más pequeñas. Por ejemplo, usted desea perder 10 libras al mes. Una vez usted tenga una meta definitiva y múltiples metas de corto plazo, se le hace más fácil a usted seguirle el rastro a su progreso y hacerle ajustes a su dieta. Por ejemplo, s usted desea perder 10 libras al mes, pero durante el mes uno usted tan solo perdió 8 libras, que puede hacer usted para quitarse esas dos libras extras? Casi siempre hay una parte de la dieta donde usted puede hacer ajustes correctivos para asegurarse de que usted alcance sus metas.

Haga una cita con su doctor. Usted desea obtener el estatus general de su salud evaluado antes de comenzar. El doctor le hará un examen físico general. Pesarlo, signos vitales y análisis de sangre para buscar elementos, tales como sus niveles de colesterol. Si usted tiene algún problema de salud, su médico puede ayudarlo a tenerlos en cuenta cuando usted elabore sus planes de dieta y ejercicio.

Lleve un diario. Usted después aprenderá que una diario de comidas es una excelente manera de llevar el rastro a lo que usted está comiendo, sus calorías y sus macronutrientes. Usted desea escribir lo que usted comió junto con la información nutricional. Usted también debería de llevar l rastro sus niveles de actividad y como se está sintiendo. Esto le ayudará a ver si sus escogencias están funcionando para usted y asegurándole que usted se ienta lo mejor posible durante el proceso.

ESTRATEGIAS DE PREPARACIÓN MENTAL

Parte del éxito en una dieta es el asegurarse que usted se encuentra mentalmente listo para para enfrentarla. Aun si usted necesita perder peso por razones de salud, si su mente no se encuentra metida en eso, es muy fácil el fallar. Usted debería de evaluar su estado mental y sus niveles de estrés iniciar las dietas ketogenética y AI en combinación, resulte ideal en ese momento. Si no, primero trabaje en su preparación mental. Usted sabrá que se encuentra mentalmente listo para tomar esto. A continuación estos son tips de preparación mental que funcionan:

- Coloque sus metas en papel de manera clara. Fije fechas estrictas y use números precisos. Por ejemplo, usted actualmente pesa 182 libras en el 1 de Abril del 2018 y para el 25 de Julio del 2018 usted desea pesar 160 libras. Esto es una meta clara y tangible, la cual la hace mucho más fácil de proponerse y apegarse a ella.
- Hable con un amigo cercano que se haya encontrado en un viaje de pérdida de peso. Pregúntele donde estuvo su mente y los retos que experimento. Esto le ayudará a ver lo que tal vez usted tenga que enfrentar y así usted se podrá planificar por adelantado. Si aún sigue en su viaje, se pueden usar el uno al otro como compañeros de responsabilidad.

- Ponga sus planes de comida en tinta. Usted puede crear un calendario de comidas y pegarlo en su refrigerador. Cuando usted vea exactamente lo que usted comerá y cuando lo hará, se hace más difícil el hacer algo más, tal como engañar en su dieta. También es una buena idea el tener un plato de comida alternativo por día. Esto explicara un cambio en los sabores o le dará una comida más simple que tomar cuando usted esté corto de tiempo. Cuando usted ve este plan, su mente se siente más obligada de apegarse a este. Es algo así como cuando usted ve su cronograma de trabajo y usted se siente obligado a permanecer en ese lugar durante ese tiempo.
- Hable con un entrenador personal. Usted no necesita el usar a un entrenador durante la duración de su viaje pero tener uno durante el primer par de semanas puede mantenerlo motivado. Ahora por el lado físico, ellos pueden crear un plan efectivo para usted y también asegurar que usted esté empleando la técnica apropiada. Esto lo mantiene

emocionado a ejercitarse, esto le asegura que usted está haciendo lo correcto y las técnicas correctas reducen el riesgo de lesiones.

- Cree un blog sobre dietas y acondicionamiento físico, esto se ha discutido algunas veces en este libro porque es tan importante. Escriba sus planes por adelantado y dejar espacio suficiente para marcar las cosas que usted ya hizo. A medida que usted se vea a si mismo completando estas metas diarias, usted se encontrará motivado para completar la siguiente meta.

- Piense en periodos de tan solo 24 horas. Si usted satisfactoriamente logra alcanzar sus metas de un día, usted se encuentra encarrilado. Esta mentalidad es frecuentemente empleada para tratamientos adicionales porque coloca su enfoque en el presente. Cuando usted se encuentra enfocado en tan solo un día, esto lo previene de sentirse abrumado. A demás, si usted comete errores, usted se puede recordar a si mismo que esto es tan solo un día. Usted no se ha salido del carril

- Asegúrese de que sus metas son razonables. Si no lo son, usted no las alcanzará, y esto lo hace propenso a fallar. Por ejemplo, es mejor en por una o dos libras a la semana cómo su meta de pérdida de peso. Esta es una meta de pérdida de peso relativamente fácil si usted está haciendo ketogenésis y AI combinadas. Entonces, si usted tiene semanas donde pierde más peso, esto le servirá como motivación adicional.
- Dese usted mismo conversaciones de ánimo. Esto puede que le suene extraño o incluso a cliché, pero funciona. Parece frente a un espejo de cuerpo completo y háblese a usted mismo sobre cuán bien lo está haciendo y cómo superó cualquier reto reciente en su vida. A medida que usted se vea a si mismo activo, resultará mucho más fácil según empujando hacia delante.
- Asegúrese de recompensarse a si mismo. La pérdida de peso no es fácil, así que cuando usted empiece a hacerlo, recompénsese a usted mismo, pero evite el usar comida como

recompensa. Compre una nueva vestimenta, dese un masaje o dese un día de paseo a un sitio a donde se ha estado muriendo por ir. Consiga recompensas que coincidan con las metas que usted ha alcanzado. Por ejemplo, por cada 10 libras una recompensa pequeña y algo más grande para cada 50 libras. A medida que usted disfrute de cada recompensa, esto será un recordatorio del progreso que usted ha logrado.

TIPS PARA ROMPER UN AYUNO.

Cuando usted va de la fase de ayuno a la fase de comer, hay una forma correcta y una incorrecta de lograr esto. Cuando usted lo hace correctamente, usted puede evitas este desagrado que puede venir con comer mucho de una vez. Recuerde que su sistema digestivo acaba de pasar por varias horas, o inclusive por todo un día esencialmente restringiéndose y relajándose. Usted no desea forzarlo en una sobre marcha de inmediato.

Cuando usted está en ajuste, las enzimas digestivas son ralentizadas o detenidas, dependiendo de la duración de su ajuste. Esto quiere decir que las enzimas necesarias para una apropiada digestión pueden no estar listas o disponibles para empezar a trabajar. La mucosa que trabaja protegiendo la paredes del estómago pueden también estar reducidas, así que si usted come mucho y muy rápido, usted podrá irritar su estómago.

Usted desea darle a su estómago en poquito de tiempo para que se adapte. Comience con una pequeña merienda y cómala lentamente. Ciertas personas usan café para iniciar su estómago. Usted no desea simplemente saltarle a las comidas que dan trabajo el digerirlas, tales como carnes y vegetales crudos. Una de las mejores formas sería con un yogurt completo (no descremado). Apéguese a una porción. A partir de aquí considere vegetales cocidos o huevos. Luego, puede introducirse hacia las carnes.

Preste atención a cómo usted se siente cuando entre a su fase de comer. Esta es la mejor manera de asegurarse que usted se le acerca apropiadamente. Cuando usted está comiendo, asegúrese de que cada bocado es masticado apropiadamente antes de tragarlo. Entre bocados, suelte sus utensilios para que así usted no se vea tetado a comes rápido

A medida que usted está comiendo, comience en pequeño y vaya creciendo. Coma la porción más pequeña primero, tales como sus carbohidratos. Entonces, coma sus proteínas y luego las grasas. Piense en su ración de macronutrientes en esta forma.

COMPRANDO Y SU LISTA DE COMPAS

Que es lo bonito de su lista de compras cuando está combinando ketogenésis y AI es que usted tan solo debe de preocuparse de la parte Ketogenética ya que la comida de los AI no tiene restricciones. Recuerdo esto y usted estará haciendo su vida abundantemente más fácil cuando se prepare para avanzar a la tienda y hacer las compras actuales.

Usted desea mantener su lista de compras dividida de una manera que vaya acorde con sus macronutrientes. Así que, al mayoría serían grasas saludables, luego proteínas y luego carbohidratos.

Ya que las grasas saludables son mayoritariamente lo que usted comerá, a estas se les debe de dar el mayor énfasis. Usted quiere que los aceites saludables, las nueces y las semillas sean la mayoría. Usted también puede conseguir grasas saludables del aguacate y productos lácteos altos en grasas.

Usted debería de anotar su lista cada vez que va a al tienda. También resulta ideal el hacer compras solo una vez por semana si es que esto es financieramente posible para usted. Cuando usted lo hace una vez por semana, esto le presenta menos chances para la tentación. Cuando usted se encuentra en la tienda, apéguese a su lista. No se vaya hacia ningún pasillo que tenga productos que no están en su lista. Cuando usted está siguiendo una lista ketogenética, usted estará mayormente el perímetro externo de la tienda. Usted tan solo tendrá que ir a los pasillos por algunos alimentos, tales como aceites saludables y condimentos.

No compre absolutamente nada que usted no pueda comer. Cuando las comidas erradas están en su casa, la tentación de comérselas se hace muy grande. Cuando usted comienza su dieta, usted debería de deshacerse primero de todas las comidas prohibidas. Luego tome nota de con que las va a reemplazar. Trate de escribir su lista de una manera en la que aborda cada sección de la tienda de una vez. Por ejemplo, todos los lácteos juntos, todo lo marino junto, todos los aceites juntos, y así sucesivamente. Esto lo mantiene encarrilado y le asegura que sus viajes de compras sean lo más eficientemente posible.

Existen 10 tips que usted puede poner en práctica para hacer del reunir y preparar sus alimentos tan fácil como sea posible. Estos incluyen:

- Haga un plan y apéguese a este. Escoja sus recetas al comienzo de la semana y anote todos los ingredientes que usted necesitará para cada receta. Usted inclusive debería guardar esta información para un futuro para semas cuando no tenga tiempo para planear que es lo que va a comer cada día. En estos casos simplemente tome una lista vieja y siga.
- Cuando escriba la lista del supermercado, no se desvíe de ella. Cuando usted mantiene su lista de compras justo al frente suyo, el riesgo de ser atraído por un impulso de comprar es mucho menor. Por esto, es que usted debe de recorrer la cocina cuando haga la lista de compras para que así no olvide nada.
- Tenga los accesorios necesarios para crear sus recetas. En general, una estufa y un horno, una licuadora y una tostadora son

suficientes para hacer la mayoría de los ítems. Cómo sea, el tener un horno microondas también es útil para los días en los que desea disfrutar de las sobras. Asegúrese de que sus accesorios son fáciles de usar para usted y que usted entienda las diferentes funciones.

- Con AI, dependiendo del plan que usted escoja, puede que usted tenga tiempo para una merienda durante su periodo de comer. Si no es así, asegúrese de que sus meriendas sean simples y cosas que usted pueda rápidamente agarrar y comérselas. Por ejemplo, pique en pedacitos por adelantado algunos vegetales ketogenéticamente amigables o tenga algunos huevos ya hervidos y listos para comerse.

- Considere cocinar varias comidas al mismo tiempo. Esto es especialmente útil si resulta ser que usted está muy ocupado durante la semana. Cocine de dos a tres comidas a la vez y entonces usted tan solo necesitará calentarlas en los días que usted necesite comidas ketogenéticamente amigables que requieran cocción.

- Siempre busque atajos de cocción que no comprometan el sabor de las comidas. Usted también debería de tener algunas comidas rápidas que usted pueda hacer si ocurre algo inesperado. Por ejemplo, tener las cosas preparadas para una ensalada ketogenéticamente amigable a la mano todo el tiempo le permitirá hacer una comida nutritiva en tan solo minutos. Esto le ayuda a mantenerse encarrilado para que así no se vea tentado a tomar comidas rápidas mientras esté ocupado.
- Los jarros de vidrio pueden ser sus mejores amigos para conservar las comidas ya preparadas y las meriendas listas para usted llevárselas. Estos frascos no son costosos, y usted los puede

conseguir en tiendas de remates por muy poco dinero. La tapa les cierra bien, así que conservarán los ingredientes dentro de ellos tan frescos como sea posible. Usted puede poner juntas sopas, ensaladas, mezclas de meriendas y comidas similares en estos jarrones.

- Pruebe cosas nuevas y póngase creativo. No toma mucho tiempo el aburrirse de las comidas que usted está comendo. Cuando usted se aburra, es mucho más fácil el descarrilarse y comer cosas que usted no debería de tener. Comprométase a sí mismo en por lo manos intentar una receta nueva por semana. Usted tampoco debería de tener miedo de hacerle alteraciones a las recetas que a usted le gustaría ver si entonces esto las hace mejor.

- Haga un trato con usted mismo. Usted no va a querer romper con la ketogenésis o los AI, pero usted siempre puede hacer un trato. Por ejemplo, si usted ama los brownies, considere el comerse la mitad de uno, una vez a la semana y ese día restrinja todos los carbohidratos que le tocaban. Esto no lo sacará de la ketosis. Esto hará más fácil el seguir adelante ya que no se estará privando a sí mismo.

- Monitoree sus metas una vez por semana. Usted debería de leer su diario de dietas, pesarse a sí mismo y haga cualquier otra cosa más que usted necesite para ver si está logrando sus metas. Si algo, tal como la presión arterial, es una preocupación, lleve a casa un monitor y chequéese una vez a la semana. A media que usted vea los progresos logrados, esto es algo que de manera natural lo motivará a continuar hasta que alcance sus metas.

Usted fácilmente puede usar todos estos tips con sus planes de ketogenésis y AI. Cuando usted use tanto tips como sea posible, usted encontrara que es mucho más fácil el mantenerse encarrilado.

QUE Y CUANDO COMER

El primer paso es asegurarse de que usted está comiendo el tamaño correcto de la ración para que así usted pueda apropiadamente calcular macronutrientes y calorías. En la mayoría de los casos, los factores nutricionales se basan en una sola porción servida. Cuando usted está creando una receta, lea la etiqueta en su comida y mídala. Si usted se sirve dos porciones, simplemente multiplique por dos para obtener los números correctos. Cuando viene en ítems, tales como vegetales frescos, una pieza o múltiples piezas pueden ser la porción servida. En muchas ocasiones la medida sería tazas o gramos, así que preste atención a esto. Es una buena idea conseguir una escala precisa de alimentos para ayudarle con esto.

Cuando usted está preparando una receta con múltiples ingredientes, apéguese a la receta que le dará la cantidad exacta de la ración o porción. Esto hará mucho más fácil el obtener la información de las calorías y los macronutrientes. Cuando usted esté preparando recetas, pese todos sus ingredientes para que así tengan la exacta medida que la receta indica. Si usted decide agregar extra de algo, contabilícelo. Por ejemplo, si usted está haciendo una receta con pepinos y usted de verdad le gusta este vegetal y le agrega más, tome nota de esto para que usted pueda apropiadamente ajustar la información de las calorías y de los nutrientes.

La siguiente tabla básica y fácil de usar para contabilizar sus fibras, macronutrientes y calorías. Esta tabla también exhibirá el agua tomada ya que esto es crítico para una óptima pérdida de peso y su salud

	Lun.	Mar.	Mie.	Jue.	Vie.	Sab.	Dom

								.
Proteínas								
Grasas								
Carbohidratos								
Fibra								
Calorías								
Agua Tomada								

Ahora, es momento de tomar una mirada más detallada a que comer y que evitar. Usted también obtendrá cierta información sobre substitución.

COMIDAS PARA COMER

Esta es la parte divertida porque usted rápidamente verá de que usted aún puede comer tantas cosas maravillosas. Es realmente fácil el mantener una dieta diversa cuando usted sigue la dieta ketogenética y los AI como estilo de vida.

Dado que es de las grasas de donde proviene el 70% de sus calorías, tiene sentido empezar por esto. Usted desea disfrutar de una variedad de aceites saludables, tales como:

- Aceite de coco.
- Aceite de maní.
- Aceite de girasol.
- Aceite de oliva.

Tan solo asegúrese de que el aceite que usted escoja no tenga ninguna azúcar agregada. Usted también puede optar por aderezos y salsas que sean bajas en azúcar y carbohidratos. Estas tienden a tener un alto contenido de grasas. Por ejemplo, use mantequilla verdadera ya que esta contiene grasas saludables. Otras grasas saludables incluyen:

- Aguacate
- Pescado grasoso.
- Mayonesa.
- Yema de huevos.
- Nueces.
- Carnes.

Las proteínas es su siguiente grupo de alimentos sobre el cual aprender. Usted quiere que las carnes que usted escoja sean de alta calidad. Las carnes magras son frecuentemente más fáciles de cocinar ya que ellas requieren de menos preparación. Cómo sea, usted no las desea completamente libres de grasa. Cuando usted esté trabajando en sus proteínas, recuerde que mucha puede impactar negativamente su ketosis, así que mantenga esto en mente cuando usted esté planeando sus comidas. Aproximadamente el 25% de sus calorías provienen de las proteínas. Existen múltiples opciones, tales como:

- Pollo.
- Marrano.
- Res.
- Huevos.
- Pescado.
- Mantequilla de nueces.

Los vegetales son importantes y existen algunas frutas que usted también puede disfrutar con moderación. La clave está en saber cuál vegetal y fruta evadir. Cualquiera que tienda a ser alta en azúcar debería de ser evadida o estrictamente regulada. Esto incluye los vegetales de hojas verdes. Usted desea restringir esos, tales como:

- Cebollas.
- Hongos.
- Chirivía.
- Chayote.
- Ajo.
- Otros vegetales que crezcan bajo tierra.

Usted también debería limitar:

- Berenjenas.
- Tomates.
- Pimientos.

Con las frutas, las bayas están bien en pequeñas cantidades. Estas tienden a tener bajos niveles de azúcar comparadas con otras frutas. Usted generalmente puede usar el jugo de frutas cítricas para cocinar.

Lácteos es la siguiente categoría que usted desea disfrutar. Simplemente asegúrese de ir por los lácteos de grasa completa (es decir lo **NO DESCREMADOS**) y que usted esté consiente del contenido de carbohidratos y de azúcar. Usted también desea ser muy cauteloso en cuanto el tamaño de la ración a servir. Cuando se refiere al queso, apéguese a los suaves. Estos tienden a ser más ketogenéticamente amigables. En los ejemplos se incluyen:

- Mozzarella.
- Queso azul.
- Monterey Jack
- Queso Brie.
- Colby.

Existen algunos quesos duros que también sirven, tales como:

- Parmesano.
- Suizo.
- Cheddar.
- Feta.

Muchas opciones en lácteos que agregar a sus recetas o como pequeños platos de acompañamiento para incrementar l contenido graso de lo que usted está comiendo.

Las nueces y las semillas son algo de lo que usted debe de tener cuidado porque algunas son altas en carbohidratos. Por ejemplo, usted desea significativamente limitar los anacardos y pistachos dados a su contenido duro. Por el otro lado, estas nueces son bajas en carbohidratos:

- Nuez brasileña.
- Nueces de macadam.
- Nueces pecanas.

Usted puede disfrutar de las siguientes, pero con cierto límite debido al moderado contenido de carbohidratos:

- Nueces.
- Avellanas.
- Piñones.
- Almendras.
- Maní.

Agregue hierbas y especies a sus comidas para agregar cierto sabor extra y hacer del cocinar algo más divertido. Simplemente chequee el contenido de carbohidratos y asegúrese de estar usando aquellos bajos en carbohidratos. Además, mida cuando usted esté usándolos para que así tenga con precisión el contenido de nutrientes para sus comidas. Sal y pimienta también son una excelente elección ya que ellas no contienen carbohidratos. Cuando usted empiece a jugar con las hierbas y las especias, considere lo siguiente ya que estas son muy versátiles:

- Pimienta de cayena.
- Canela.
- Orégano.
- Cilantro.
- Romero.
- Chile en polvo.
- Comino.
- Albahaca.
- Perejil.
- Tomillo.

De nuevo, asegúrese de que los mide y contabiliza para los carbohidrato y nutrientes en el tamaño de las porciones que usted sirve. Usted puede escoger entre fresco y no fresco, dependiendo de sus preferencias.

Las salsas y los condimentos le pueden ayudarlo a hacer sus platos mucho más divertidos, pero si usted hace la elección incorrecta, usted puede seriamente agregar a su ingesta de carbohidratos. Justo cómo con las hierbas y especias, es imperativo que usted esté usando el tamaño correcto de las raciones de servicio. Mida exactamente cada salsa y condimento cuando prepare sus comidas. Los siguientes generalmente son considerados una buena elección cuando usted se encuentra en ketogenésis:

- Kétchup que no tenga azúcar agregada y sea baja en azúcar.
- Salsa picante.
- Chucrut sin azúcar agregada.
- Salsa Worcestershire.
- Siropes saborizados que emplean apropiadamente endulzantes artificiales.

- Mostaza.
- Mayonesa.
- Saborizantes sin azúcar agregada.
- Rábano picante.
- Sazonadores de ensaladas, tales como los que no son endulzantes, ranch y cesar.

Ciertos endulzantes son aceptables en dietas ketogenética. Como sea, usted desea limitar estos. Busque aquellos que tienden a tener un bajo impacto glicémico tal que no aumenten el azúcar en su sangre. Los siguientes son considerados como buenas elecciones:

- Estevia.
- Eritritol.
- Sacarosa.
- Fruto del monje.

COMIDAS QUE EVITAR

Conociendo que evitar es importante, que es lo bonito de saber esto, es que existen reemplazos viables cara prácticamente todo lo que usted debe de evitar, así que mientras usted hace algunas alteraciones, usted puede disfrutar su dieta normal. Por supuesto, la comida chatarra debería de ser severamente limitada, pero esto se debe de hacer para cualquier plan de comida saludable. No es exclusivo de la ketogenésis.

Los siguientes deberían ser removidos de su dieta:

- **Azúcar**: esto incluye sus dulces, productos horneados, sodas y comidas chatarra similares.
- **Almidones**: esto quiere decir que usted debe de sacudir fuer esas papas, pasta, panes y productos similares.
- **Legumbres**: ciertas, tales como lentejas y granos.
- **Cerveza**: existen unas cuantas opciones de bajas en carbohidratos que usted

puede probar, como sea. Con la cerveza regular, los carbohidratos se absorben rápidamente, y usted también puede rápidamente salirse de la ketosis mientras las esta bebiendo.

- **Fruta:** está saturada de azúcares naturales, así que cuando usted se las come, se cuerpo se llenado con glucosa. Recuerde que cuando se está quemando glucosa, no está empleando su grasa como combustible. Hay algunas excepciones que son notadas más abajo.
- **Comidas dietéticas:** estas tienden a estar aturadas con carbohidratos y son usualmente muy no saludables. Las calorías deben de ser bajas, pero no hay otros beneficios en consumir comidas dietéticas.

REEMPLAZOS FÁCILES DE COMIDAS

Desprenderse por completo de las comidas altas en carbohidratos no es fácil. Como sea, no es muy difícil cuando usted cuenta con una lista viable de reemplazos listos para usted. Use los siguientes alimentos para reemplazar algunos de sus alimentos favoritos con alternativas que encajan en su nuevo estilo de vida ketogenética:

- **Yogurt saborizado**: considere la leche de coco o el yogurt griego en su logar.
- **Avena:** vena en hojuelas, coliflor y semillas de chía son opciones viables.
- **Cereales:** en lugar de una comida rápida, considere l granola, pudin de chía o nueces tostadas.
- **Waffles y panquecas:** en lugar de estos, Waffles de harina de almendras y panquecas de queso crema son una buena elección. Usted además puede conseguir mezcla para panquecas ketogénicas que saben muy similares a las regulares.

- **Pizza:** usted aún puede seguir teniendo pizza con algunas alteraciones. Use una masa de queso mozarela o una masa ketogenética pre preparada.
- **Empanizado**: usted simplemente algunas veces quiere pollo o pescado frito, pero el empanizado está saturado de carbohidratos. En su lugar, considere el hacer una corteza de queso parmesano y corteza de cerdo.
- **Pasta**: un gran tazón de pasta es agradable después e un duro día, pero los carbohidratos lo patearan fuera de la ketosis. En su lugar agarre algunos fideos de calabacín. Cuando usted le agregue sus otros ingredientes, resultan similares en textura y sabor a la pasta regular.
- **Arroz o puré de papas**: estos son excelentes platos de acompañamiento para prácticamente todo, pero los carbohidratos que contienen matarán su dieta. En su lugar, utilice coliflor como

sustituto. Usted puede utilizar este vegetal para reemplazar todo desde puré de papas hasta papas fritas.

- **Sándwiches**: un sándwich fácilmente llenará su estómago y es fácil de preparar, pero requiere de pan. Considere intercambiar el pan por hojas de lechuga y cree un enrollado.

- **Endulzantes artificiales**: mientras usted definitivamente desea limitar estos, si usted es muy dado a comer dulces, algunos de estos son ketogenéticamente amigables.

Usted puede conseguir artículos ketogenéticos para prácticamente todo aquello de lo que usted necesita deshacerse. Por ejemplo, existen keto-pan, keto-galletas, e inclusive keto-arroz y pasta. Cuan grandiosos estos artículos puedan tener buen sabor realmente depende de usted, pero valen la pena probarlos. Existen múltiples marcas y opciones, con algunas mejores que otras. Experiméntelas un poco y vea si algunas de estas alternativas funcionan para usted. Si lo hacen, esto simplemente aumentará la cantidad de comidas que usted puede hacer y comer.

Con estos productos, usted tiene que ser de todas maneras muy cuidadoso. Lea las etiquetas nutricionales y escudríñelas muy bien. Muchas opciones aseguran ser bajas en carbohidratos cuando en realidad no lo son.

VENCIENDO SUS ANTOJOS

Cuando a usted se le antoja alguna comida, existen algunas opciones ketogenéticamente amigables que usted puede comer en su lugar:

- Las semillas y las nueces son una buena elección cuando usted se le antoja chocolate.
- Para otras comidas con azúcar, usted puede comer algo de queso, brócoli o pollo.

- E vez en cuando, a usted se le puede antojar la pasta o el pan, pero en su lugar coma algo con alto contenido de proteína.
- Nueces, pescado y semillas son una buena elección cundo a usted se le antojan comidas saladas.
- Para comidas grasosas y aceitosas, el queso, la espinaca y el brócoli son buenas elecciones.

SIGUIENDOLES EL RASTRO A LAS CALOTRIAS Y LOS NUTRIENTES

Este es el elemento más importante de su dieta combinada de ketogenésis y AI. Usted puede emplear la siguiente tabla para mantenerle el seguimiento a sus calorías, agua e ingesta de macronutrientes. En este capítulo, usted ha aprendido a determinar su ingesta de calorías diaria. Justamente a continuación, usted aprenderá sobre macronutrientes y fibra. En el capítulo cinco, usted aprenderá a calcular la apropiada ingesta de agua. Asegúrese de que usted está alcanzando sus necesidades diarias. Siempre y cuando usted esté entendiendo esto correctamente, las dietas trabajaran perfectamente una con la otra para ayudarlo a perder el exceso de peso. Una vez que usted logre alcanzar su meta de peso, las dietas le asegurarán que su cuerpo se encuentra apropiadamente alimentado para mantener su peso logrado.

PROTEINAS

Su cuerpo emplea las proteínas para un número de funciones importantes:

- Cada célula de su cuerpo es un contenedor de proteína.
- El cuerpo emplea las proteínas para producir hormonas, enzimas y otros químicos corporales importantes.
- El cuerpo trabaja para reparar y construir tejido con la ayuda de la proteína.

- Sirve como un crucial bloque de construcción de sus músculos, piel, huesos, cartílago y sangre.

Existen calculadoras en línea, pero es mejor que usted mismo haga el cálculo matemático para determinar cuanta proteína usted debería de estar recibiendo por día. La recomendación general, de acuerdo con el instituto de medicina, es 0.32 gramos de proteína por cada libra de su peso. Por ejemplo, una mujer que pese 150 libras debería de recibir 48 gramos de proteína cada día.

Ahora, esto es simplemente un cálculo general. Justo como con sus calorías, hay múltiples variables envueltas. Por ejemplo, aquellos que hacen entrenamiento regular de resistencia y aquellos que son vegetarianos necesitarán aumentar sus ingestas. Entonces a medida que su peso se reduce debido a las dietas ketogenética y AI, usted también querrá rehacer sus cálculos. Por cada 10 libras que usted pierda, recalcule sus necesidades proteicas.

El recibir suficientes proteínas es tan importante como el no recibir demasiadas. Su dieta diaria no debería de ser más del 35% de proteína, de acuerdo con el instituto de medicina.

CARBOHIDRATOS NETOS vs. TOTALES

Usted frecuentemente ve bases de datos en las cuales usted debería o no debería de contar los carbohidratos netos o totales cuando usted está prosiguiendo una dieta ketogenética. Recuerde de cómo se discutió anteriormente, los carbohidratos totales son el monto total servido. Los carbohidratos netos son los carbohidratos que quedan después de substraerles la fibra. Cuando usted lee una etiqueta nutricional, ambos son generalmente listados, haciendo fácil de saber la diferencia entre los dos.

Por ejemplo, un producto contiene 10 gramos de carbohidratos y seis gramos de fibra. Los carbohidrato totales son 10 y los netos son 4 de un total de 10 gramos de carbohidrato menos 6 gramos de fibra igual a cuatro gramos de carbohidratos netos.

A demás usted desea asegurarse de que usted está tomando en cuenta carbohidratos simples y complejos. Esto fue discutido en el capítulo dos. Usted desea que todo los carbohidratos que usted está recibiendo que provengan de carbohidratos complejos. Esto asegura que más de los nutrientes que usted está recibiendo de la comida tienden a ser más saludable y ricos, tales como la fibra.

GRASAS SALUDABLES

Existen múltiples tipos de grasa y todas son diferentes. De algunas usted desea recibir mucho y de otras usted desea estrictamente el limitarlas. Esto es verdad para la ketosis y cualquier otro plan de comidas saludables que usted pueda usar. Primero y principal, evite completamente las grasas trans. Estas están químicamente alteradas para que duren más y son procesadas. Mucho de estas grasas pueden contribuir a problemas de salud, tales como problemas cardiacos. Usted puede conseguirlas en margarinas y en otras comidas hidrogenadas.

Las grasas polisaturadas vienen en diferentes formas. Usted desea evitar aquellas que son procesadas. Estas se encuentran en comidas tales como derivados de margarinas. Ahora, las grasas naturales son las que usted desea disfrutar. Estas se encuentras en peces grasos y en proteína animal.

Las grasas monosaturadas son otro tipo que usted desea recibir suficiente. Estas se encuentran en aguacates, aceitunas y aceite de olivas y aceite de nueces de macadam.

FIBRAS

La fibra es importante para mantener su sistema digestivo saludable. También es importante para promover la salud cardiovascular, prevenir la diabetes y hacerle sentir lleno después de comer.

Existen dos tipos de los que hay que conocer. Las del tipo soluble se fermentan por bacterias a medida que se abre paso por el tracto digestivo. Se disuelve en agua y se vuelve gelatinosa a medida que absorbe agua. Las del tipo soluble son importantes para:

- Reducir sus niveles de colesterol y mantener al colesterol malo (LDL) bajo.
- Mejorar su digestión, inmunizar y salud en general después que la bacteria intestinal la fermenta.
- Regular su ingesta de azúcar

Las del tipo insoluble no cambian su forma a medida que van por el tracto digestivo. Como sea, una vez que llega al colon, las bacterias en esta área pueden fermentar. El agua no las disuelve. Las de tipo insoluble son importantes para:

- Prevenir constipación manteniendo sus deposiciones regulares.

- Asegurar que el pH del intestino se mantiene a los niveles apropiados.
- Inhibiendo ciertos microbios de que produzcan ciertas substancias que pueden aumentar el riesgo de cáncer de colon.
- A través del colon, ayuda a aumentar la eliminación de desechos.

Muchos ítems que son altos en fibra también son altos en carbohidratos. Dado a esto, usted desea asegurarse de prestar estricta atención a las comidas ricas en fibra que usted está comiendo. Busque aquella que posee el más alto contenido de fibra a cambio del más bajo monto de carbohidratos. Ahora, existen ciertas elecciones que ya son bajos en carbohidratos y altos en fibra, entre ellos están:

- Vegetales verdes oscuro y frondosos.
- Nueces.
- Espinacas.
- Coles de Bruselas.
- Calabacín.

La recomendación diaria para estos nutrientes es como se indica a continuación: edades entre 18 a 49, los hombres deben recibir 38 gramos y las mujeres 25 gramos por día. Para 50 años en adelante, los hombres deben recibir 30 gramos y las mujeres 21 gramos por día. Estas recomendaciones diarias son de acuerdo a la Academia de Nutrición y Dietéticos.

INGESTA DE AGUA

Usted leyó previamente que la ingesta de agua es crítica tanto para ketogenésis y AI. Es importante de que usted esté recibiendo la correcta cantidad de agua. Desafortunadamente, no existe una respuesta fácil de cuánta agua usted necesita cada día. Su cuerpo usa agua para un extenso número de funciones, tales como:

- Eliminar productos de desecho del cuerpo.
- Mantener las articulaciones amortiguadas y lubricadas.

- Asegurando una temperatura corporal normal.
- Protegiendo tejidos sensibles.

Recuerde que aproximadamente el 60% de su peso corporal es agua. Se encuentra presente en cada tejido, órgano y célula y todos ellos la necesitan para funcionar apropiadamente. Es común entre los adultos no tomar suficiente agua. Llevar un registro de su ingesta de agua es la mejor forma de asegurarse de que usted este tomando suficiente.

La Academia Nacional de Ciencia, Ingeniería, y Medicina ha creado una recomendación general para la mayoría de los adultos saludables:

- **Mujeres**: 11.5 tasas por día.
- **Hombres**: 15.5 tasas por día:

Aproximadamente el 20% de los fluidos que usted necesita diariamente vendrán de su comida. Esto quiere decir que el otro 80% debe de provenir de lo que usted bebe. El agua simple es lo mejor en lo que concierne a los fluidos que usted bebe.

PLAN DIARO DE COMIDAS Y CRONOGRAMA DE COMIDAS

Cuando usted entra en la combinación de las dietas de ketogenésis y AI con un plan, el riesgo de fallar es significativamente reducido. Sabiendo como iniciar sus comidas durante su fase de alimentación y el que comer de dan a usted un buen punto de partida. Siempre y cuando usted use la sección de compras anterior para conseguir los alimentos correctos, usted se conseguirá que el preparar las mejores comidas resulta tato divertido como fácil.

Usted aprendió cómo calcular apropiadamente sus necesidades calóricas y cómo hacer ajustes para la pérdida de peso. Como sea, para el propósito de esta sección, las necesidades calóricas serán 2.000 calorías por día, para hacerlo más fácil de explicar cómo romper con sus alimentos y comidas. Es muy difícil el comer 2.000 calorías en una sola comida sin sentirse a reventar. Por esta razón, los ejemplos ofrecerán alternativas de una sola comida.

Método 16:8: con este método, usted tiene 8 horas para comer, así que es mejor comer 2 o 3 veces, dividiendo sus calorías tan equitativamente como sea posible. Una división pareja simplemente lo hace más fácil para llevar el registro de todas sus calorías y macronutrientes. Por ejemplo, si usted opta el comer entre el medio día y las 8 de la noche, tenga su primera comida entre el mediodía y la 1 pm. Luego, dese a sí mismo alrededor de 2 horas antes de comer nuevamente. Espaciando 3 sesiones de comer con dos horas entre ellas le permite a usted el llenar las 8 horas del periodo sin hacerlo a usted sentirse muy lleno.

Método 5:2: Dado que este método no presenta ningún día completo o periodo de ajuste completo (ayuno), usted lo tratará diferente que el 16:8. Durante los 5 días donde usted come normalmente, usted puede dividir las comidas en una manera que tenga más sentido para usted. Puede que usted opte por comer tres veces, una vez o más de tres veces. Lo que es importante es que usted esté obteniendo los niveles correctos de macronutrientes. Ahora, en los dos días donde usted está tan solo comiendo entre 500 y 600 calorías, usted quizás considere romper esto en dos comidas individuales e iguales. Por ejemplo, dos comidas que contengan de 250 a 300 calorías cada una.

Comer – detenerse – comer: partiendo del hecho de que la mayoría de los días son normales, usted comerá cómo prefiera a lo largo de estos días. Luego en el día o en los dos días de ayuno por semana, usted se apegará a tan solo tomar agua. En sus días de ayuno, e fácil. Nada que calcular excepto su ingesta de agua. En sus días de comer no va a agregar calorías extras. En lugar de esto, usted consumirá que usted necesita basado en los tres cálculos discutidos en la sección de calorías de este capítulo. Si usted las recorta, tenga cuidado en no recortarlas demasiado. Sus dos días de ayuno son por lo general más que suficientes para promover la pérdida de peso. Usualmente usted no tendría que recortar en días de comer.

Día alternativo de ayuno: mientras que este es el más disciplinado, este también es el más flexible en términos de su plan de comidas. Al igual que el anterior, usted debe de calcular sus necesidades clóricas por día y comer esta cantidad en sus días de comer. Si usted recorta calorías, no le quite más de 500 calorías por día en días de ajuste. Si usted está completamente ajustando en sus días de ayuno, es recomendable no recortar calorías en sus días de comer.

Método 20:4: partiendo de que el lapso de comer es tan solo por 4 horas, usted realmente necesita planear bien para asegurarse de esta recibiendo suficiente comida. Usted pudiera planear para comer la mitad de las calorías a penas sus cuatro horas comienzan, dese a sí mismo dos horas y luego coma lo restante. Esto asegura que usted que usted esté saciado al final, pero al mismo tiempo, usted no quedará recargado. Usted puede recortar algunas calorías por día con este método, pero no severamente. Las 20 horas de ajuste y de significativamente baja de carbohidratos harán el trabajo con la mayoría de los componentes de la pérdida de peso.

Salto de comida espontaneo: este es uno que todo queda de su parte para planearlo. Esto lo hace ser muy flexible. Partiendo del hecho que usted tan solo se está saltando ocasionalmente las comidas sin días específicos ni bloques de tiempo, usted puede alternar cuales comidas se saltan y usted será capaz de justar fácilmente el resto de las comidas del día para encajar las calorías y los macronutrientes necesarios.

Ahora que usted tiene una mejor idea de cómo hacer sus cronogramas de comidas, es tiempo de mirar cómo debería de configurarlas. Anteriormente usted aprendió sobre su ración de macronutrientes, así que usted sabe que las grasas saludables aportan la mayoría de sus calorías. Es buena idea el tomar un plato y marcar el tamaño de las porciones. Las grasas saludables serían la sección de mayor tamaño. Luego, usted necesita obtener sus proteínas. Esta sería la segunda sección más grande en el plato. Entonces, usted esencialmente le quedará una astillita de espacio para sus carbohidratos netos.

Miremos los ejemplos de comida que se ajustan perfectamente a un plan de comidas ketogenético:

- Cuatro onzas de chuleta de res.
- Dos cucharadas de mantequilla (no margarina) salada.
- Una taza de brócolis.
- Una taza de hongos.
- Dos cucharadas de crema completa.

Estas comidas le dan 656 calorías. Así usted puede agregar más ítems geogénicamente amigables para hacerlos más robustos y calóricos. Tan solo contienen 8 carbohidratantes, que es aproximadamente la mitad d lo que usted puede comer en 24 horas. Estos también le proveen 57 gramos de grasa, 25 gramos de proteína y 3 gramos de fibra. Usted puede apreciar que el balance de macronutrientes se encuentra bien ubicado.

Esto le da una idea sobre el tamaño de las porciones a servir y cuán rápido las calorías y los macronutrientes pueden ser agregados. Dado a esto, asegúrese de estar consciente y muy seguro que su elección de comidas es diversa. Recuerde que mientras los macronutrientes son el principal enfoque de estas dietas, usted también necesita de todos los macronutrientes. Siempre y cuando u dieta sea relativamente variada, no debería de ser difícil el consumir todos los macronutrientes.

Veamos otro ejemplo usando salmón para aquellos que prefieren el pescado y aves de corral por encima de la carne. Para esta receta usted necesitará:

- Tres onzas de filete de salmón.
- Un cuarto de una lima.
- 50 gramos de coliflor.
- La mitad de un aguacate.
- Una cucharada de cebolla roja.

Estas comidas le dan a usted 420 calorías. Usted puede agregar más vegetales ketogénicamente amigables a estos alimentos o inclusive incrementar la cantidad de salmón si usted desea una comida más fuerte. Como sea, así como se afirma, contiene 5 gramos de carbohidratos, 27 gramos de grasa y 37 gramos de proteína. Dado a que la proteína contenida es mayor que la grasa, si usted le agrega a esto, es ideal hacerlo con comidas que contengan grasas saludables para que así usted pueda balancear las comidas con más grasa, siguiendo la separación de macronutrientes.

Usted desea tener un montón de recetas a la mano, así que pase un poco de tiempo cada semana buscando nuevas recetas que sean ketogenéticamente amigables que usted disfrutará. Preste mucha atención a los macronutrientes en cada receta para asegurarse de que estas satisfarán sus necesidades. Partiendo del hecho que usted está comiendo en lapsos más cortos de tiempo por día, es mejor apegarse a comidas con altos niveles de calorías por menos cantidades de comida así de esta forma le resultará más fácil alcanzar sus necesidades calóricas.

Trabaje en mantener al día un diario de comidas, para así rastrear las recetas que usted disfrutó y cuáles no. Allí usted puede rastrear sus calorías y macronutrientes por igual. El llevar un registro de lo que usted está comiendo le permitirá más fácilmente mantenerse encarrilado. Esto también le ayudará a ver si su método de AI escogido y sus tiempos están funcionando para usted.

No le tenga miedo a las sobras cuando usted esté siguiendo estas dietas. Estas le pueden ahorrar tiempo ya que usted tan solo las tendrá que recalentar. Guardes sus sobras a lo largo de la semana y entonces en los días en los que usted se encuentre muy ocupado o que usted simplemente no desea cocinar, usted tendrá una excelente elección lista para comer. Esto le puede ayudar a evitar que accidentalmente se salga del carril con lo que usted está comiendo.

PLAN DE COMIDAS PARA 30 DÍAS

Esta sección le dará a usted un plan de comidas que seguir para 30 días. Este es ketogenéticamente amigable y está basado en el método 16:8. Este plan fragmenta el periodo de 8 horas en 3 bloques. Las primeras 2 horas son para romper con el ayuno, así que es un poquito más ligero. Las siguientes 4 horas son para comidas más pesadas. Las últimas 2 horas son para algo más pequeño y ligero. Usted no está obligado a usar los 3 bloques, dependiendo de sus preferencias. Cómo sea, siempre es mejor usar por lo menos los 2 primeros bloques, ya que como romper gentilmente con el ayuno es ideal para la eficiencia digestiva durante el periodo de comer.

Existen incontables recetas disponibles en línea para cada una de estas comidas. Cualquiera o todas ellas simplemente trabajará bien y debería de encajar gentilmente entre sus macronutrientes siempre y cuando sean recetas ketogenéticas. Usted también puede hacer variaciones de todas estas comidas para cubrir sus preferencias y hábitos alimenticios. Un saludable y eficiente plan de comidas ketogenética está hecho para ser flexible y que sirva para todos y cualquier persona que vaya a hacer una dieta ketogenética baja en carbohidratos. Simplemente experimente, diviértase con eso y deduzca que funciona para usted.

Semana 1	Lun..	Mar.	Mie.	Jue.	Vie.	Sab.	Dom.
Bloque de 2 horas	Crepes bajas en carbo	Keto Empanadas con carne	Omelet De espinacas	Camarones Enrollados En tocineta	Rollos De Carne en Lechuga	Ensalada de atun y aguacate	Huevos poche y espinacas
Bloque de 4 hotas	Arroz Con coco	Esparragos y salmon blanqueado	Keto Carne molida y puré de coliflor	Hamburuesa con queso	Cochino rostisado con vegetales	Keto Tacos	Casuela de Philly Cheesesteak
Bloque De 2	Ensalada de col rizada y	Blackberry Parfait	Sandwich de ensalada de	BLT Salad	Enrrollados de lechuga y atun	Ensalada de espinaca	Nueces y requeson

La dieta Ketogenica +Guía Para Principiantes de Ajustes intermitentes

horas	caña mo		pollo				

Semana 2	lun.	mar.	mie.	jue.	vie.	sab.	dom.
Bloque de 2 horas	Huevos horneados y aguacate	Huevos y tocino	Sopa de primavera con huevos poche	Veggie y Egg Frittata	Huevos y jamon	Keto panquecas de yogurt y bayas	Huevos rellenos de aguacate
Blo	Camaro	Lasaña	Pechug	Keto	Judias	Pollo	T

que de 4 horas	n tostado al ajo	de berenjenas	a de pollo rellena	Chicken Tenders	verdes y salchicha	con mantequilla de limón	o ci n o e n v u el to e n Filet Mignon
Bloque de 2 horas	Sandwich de cpollo conpane almendras	Pan de calabacin y queso	Esparragos enrrollados en tocineta	Jalapeños rellenos de cane molida y queso	Tocino y cordero kebob	Pan de broccoli enquesao	Batido de coco y

La dieta Ketogenica +Guía Para Principiantes de Ajustes intermitentes

							aguacate

CAPÍTULO 5: Tips Prácticos para Ketogenésis, AI y el éxito en la pérdida de peso

Usted ahora sabe sobre dietas ketogenéticas y ajustes intermitentes. Usted sabe porque combinadas son mejor. Como sea, aún hay información adicional que lo puede ayudar.

MANEJANDO EL HAMBRE

A medida que usted avance en ketogenésis y AI, usted se dará cuenta que las puntadas de hambre cada vez son menos frecuentes hasta que para nada los sienta durante los periodos de ayuno. Como sea, cuando usted se encuentra en la fase de transición, no es fuera de lo común sentir hambre al principio. Existen formas para ayudarle a manejar el hambre para que así usted no se vea tentado a comer durante los periodos de ayuno.

Mantenerse hidratado es imperativo por una cierta cantidad de razones y una de esta es que ayuda a reducir las puntadas de hambre. Cuando usted está sediento, es posible que su cuerpo de hecho crea que más bien está hambriento dándole estas puntadas. Cuando usted consume suficiente agua simple, usted esta previniendo este problema.

Consuma la cantidad correcta de proteínas durante su periodo de comer. En el capítulo anterior, usted aprendió a cómo calcular sus necesidades proteicas. Grabase este número en su memoria y reciba la cantidad correcta cada día.

Emplee hierbas y especies en sus comidas. No solo esto hará de sus comidas más divertidas y disfrutables, pero ciertas aromas también envían mensajes a su cerebro diciéndole que usted está saciado. Algunas de estas incluyen:

- Jengibre.
- Curri.

- Pimentón
- Cúrcuma.
- Chile en polvo.

Mastique algo de chicle durante el día, pero asegúrese de que este no contiene azúcar ni carbohidratos. Ahora, usted obtendrá un promedio de 5 calorías por pastilla, pero esto no debiera de interferir en su ayuno. Cuando usted se encuentra masticando chicle, esto hace que su cuerpo sienta que lo está alimentando, aliviando el hambre.

Cuando usted esté comiendo, coma lentamente. Usted se sentirá más lleno y por más tiempo. Esto puede reducir las puntadas de hambre, durante sus periodos de ajuste (ayuno), especialmente en las primeras 6 a 8 horas.

Haga ejercicio regularmente a diario. Usted quiere apegarse a los aeróbicos, tales como escalar o correr, cuando usted esté trabajando para reducir las puntadas de hambre. En adición para darle a usted un sentir de llenura, los ejercicios regulares también son importantes para ayudarle a regular el apetito lo cual es crítico cuando usted está haciendo AI.

MANTENIENDOSE HIDRATADO

Usted aprendió anteriormente en este libro que el cuerpo puede confundir la sed con hambre. Así que cuando usted no se encuentra apropiadamente hidratado, existe un riesgo mayor de que usted sobre coma o que coma durante la fase de ayuno. Usted aprendió en el capítulo anterior sobre cuánta agua usted debería de beber por día. Otra forma de determinar sus niveles de hidratación, es el mirar su orina. Esta debería de ser de color amarillo pálido. Esto generalmente muestra que usted está hidratado. A medida que se oscurece, usted se está deshidratando más.

El hambre falsa es un efecto colateral común de estar deshidratado. En adición, a medida que la deshidratación se pone peor, usted puede experimentar:

- Sed extrema.
- Fatiga.
- Orinar con menos frecuencia.
- Confusión.
- Mareos.

Parte de esto también será el asegurarse de que usted también esté recibiendo suficiente sodio. Usted siempre ha escuchado que hay que reducir el sodio, y que grandes cantidades pueden ser problemáticas, usted quiere asegurarse de recibir suficiente cuando usted esté haciendo ketosis. Esto se deba a que la ketosis reduce los niveles de insulina. Los riñones reaccionan ante esto excretando más sodio. Por supuesto, a medida que el cuerpo excreta más sodio, usted puede reemplazarlo. La recomendación general es adicionar de 3 a 5 gramos de electrolitos al día. Usted desea obtenerlo de fuentes naturales, tales como la comida que usted come, en oposición a suplementos.

Alimentos como el pepino, algas marinas y el apio son buenas fuentes naturales de sodio.

CUIDANDO LOS ELECTROLSTOS Y LOS MICRONUTRIENTES

Justo en lo anterior usted aprendió sobre el sodio un electrolito que es crítico, especialmente durante una dieta ketogenética. Como sea, existen otros que cuidar por igual, como otros micronutrientes que necesitan un poquito de atención extra.

Recuerde que la ketosis tiene un efecto diurético. Así como los riñones tienden a excretar más sodio cuando usted está haciendo ketosis, otros electrolitos también son excretados en altas cantidades. Los electrolitos en su cuerpo tienen un número importante de roles, tales como:

- Contracción muscular.
- Control de la temperatura corporal.
- Producción de energía.

- Regulación del latido cardiaco.
- Control de la vejiga.
- Funciones neurológicas.

En adición al sodio, usted desea mantener vigilado al magnesio, potasio y calcio:

- Para obtener más potasio, usted debe comer más salmón, aguacate, nueces, y vegetales frondosos.
- Para el calcio, pescado, leche de coco y el brócoli, son buenas fuentes.
- Asegúrese de que usted también está consumiendo suficiente vitamina D ya que usted necesita esta vitamina para que su cuerpo absorba apropiadamente el calcio.
- Para el magnesio, coma abundantes nueces y vegetales frondosos.

En adición a estos electrolitos, existen unos cuantos micronutrientes que hay que seguirles el rastro cuando usted se encuentre en ketosis, entre los cuales están:

- La vitamina D.
- Omega 3 y ácidos grasos.
- La vitamina A.

Es mejor el obtener todos los nutrientes de su dieta de donde sean posibles. Conozca el contenido nutritivo de las comidas ketogenéticamente amigables y varíe su dieta para que así usted obtenga suficientes vitaminas y minerales, en adición a sus macronutrientes.

MANTENIENDO LA KETOSIS CON EJRSICIOS

El ejercitarse le da energía, mejora la condición física y ayuda a acelerar su pérdida de peso. Como sea, durante la ketosis, es aun más importante. Cuando usted se acopla a los ejercicios que son altos en intensidad y con regularidad, esto activa GLUT-4, un tipo de molécula transportadora de glucosa. Esta se encuentra presente en los tejidos de los músculos y del hígado. Este receptor trabaja para tomar el azúcar que hay en su sangre y enviarla a los músculos e hígado para almacenarla en forma de glicógeno. Los niveles se duplican cuando usted se ejercita regularmente.

Esto es muy importante para mantenerlo en ketosis, porque cuando usted duplica estas moléculas, esto le permitirá consumir un poquito más de carbohidratos sin que esto lo saque de la ketosis. Una combinación de entrenamiento de esfuerzo pesado e intenso cardio es lo mejor para este proceso.

Ahora, con los ejercicios, usted desea hacer suficientes, pero no demasiados. Si usted se está ejercitando demasiado, esto de hecho podría sacarlo de la ketosis. Esto es porque niveles más altos de la hormona del estrés pueden ser secretadas cuando usted está sobre entrenando. Esto incrementará el azúcar en la sangre, terminando con la ketosis en la que usted se encuentra.

MANTENIENDO LA MOTILDAD INTESTINAL

Cuando usted por primera vez se inicia en una dieta ketogenética, es posible que usted experimente constipación. Como sea, usted puede reducir su riesgo tanto como sea posible. La ketosis puede ser terminada debido a la constipación, así que es importante hacer lo necesario para terminarla. Cuando usted se encuentra constipado, esto puede incrementar su azúcar en la sangre al incrementar la hormona del estrés. Esto es igual como cuando usted se sobre entrena. Las razones más comunes por las cuales usted se constipa incluye:

- Problemas con bacterias intestinales.
- Inadecuados niveles de electrolitos.
- No recibir suficiente fibra.
- Estrés crónico.
- Deshidratación.

Todos estos son problemas flexibles una vez usted haya identificado que es lo que está pasando. Si problemas con bacterias intestinales lo están ocasionando, las comidas fermentadas pueden ser beneficiosas. Encurtidos, chucrut y comidas similares pueden ser incluidas en sus comidas para superar este reto. Para lo electrolitos y la deshidratación, usted simplemente chequee cuanto está recibiendo y haga el incremento apropiado. Lo mismo va para la fibra. Si usted se encuentra bajo un estrés crónico, tips para aliviarlo se encuentra más adelante.

Lo mejor es abandonar el problema subyacente en oposición para simplemente usar un laxante. Si usted sigue los pasos apropiados y su constipación sigue siendo un problema, acuda a su médico. Si un laxante u otros medicamentos resultan beneficiosos a corto plazo, le pueden recomendar uno, por igual como otro cambio de estilo de vida que lo pueda ayudar a lastimar su dieta Ketogenica.

INHIBIENDO LA GLOCOGENOSIS CON PROTEINAS

Esto a veces se refiere a una especie de truco mágico que el hígado ejecuta. Cuando la glucogénesis está sucediendo, el hígado tomará aminoácidos y otros componentes normalmente incluidos ya sea el glicerol o lactato. Ahora, cuando esto está sucediendo su cuerpo se encuentra esencialmente buscando vías para mantenerse quemando glucosa en lugar de grasa. Si el proceso continua, usted no permanecerá en ketosis. Dado a este proceso, es posible, que durante sus las primeras semanas de ketosis usted pueda experimentar reducción de la masa muscular y un incremento de la grasa corporal. No se preocupe, esto se revertirá una vez logre entrar en realidad a la ketosis.

Ahora, los aminoácidos no van servir para siempre como fuente de combustible. Su cuerpo entonces necesitará de otras cosas. Esto quiere decir que su cuerpo necesita empezar a reconocer que debe de empezar a deja quietos a los aminoácidos y empezar a atacar la grasa para usarla como combustible.

Para las primeras 24 horas después de iniciar su ketogenésis, su cuerpo se encuentra usualmente quemando el remanente del glicógeno. Luego para los siguientes 2 a 10 días, en promedio, este utilizará la glucogénesis para arle combustible al cuerpo. Después de este punto, el cuerpo está empezando a utilizar la grasa y los ketones.

Usted deseará asegurarse de que está recibiendo suficiente proteína durante la fase de la glucogénesis para compensar los efectos del cuerpo fragmentando más aminoácidos de lo normal.

MANTENIENDO EL ESTRÉS BAJO.

El estrés puede dificultar el mantenerse en ketosis. Dado a esto, usted desea mantener sus niveles de estrés bajo control. No solo esto promueve la ketosis, sino que también menos estrés le ayuda a mantenerse encarrilado en su dieta. Entre los tips para controlar su estrés se incluyen:

- Evite el consumir alcohol, cafeína y nicotina. Con la cafeína al menos mantenga un estricto control en su consumo.
- Asegúrese de ejercitarse regularmente. Usted aprendió que es importante para mantenerse en ketosis, pero también reduce los niveles de estrés.
- Asegúrese de estar durmiendo bien. Cuando usted está cansado, es más difícil el acoplarse a situaciones difíciles.
- Consígase a una persona de confianza a quien usted pueda llamar. El hablar de sus problemas le ayuda a aliviar la tensión asociada.
- Aborde técnicas de relajación, tales como recibir regularmente un masaje o meditación.
- Tome el control de cualquier problema que usted pueda controlar y a prenda a dejarlo ir cuando algo este fuera de su control.

- Lleve un diario donde usted puede anotar las cosas estresantes y trabájelas.
- Diga "no" cuando usted no sea capaz de hacer algo.
- Tome tiempo para usted mismo.
- Asegúrese de que su cuerpo está bien manejado o de lo contrario usted está en riesgo de estar abrumado.

LEYENDO LAS ETIQUETAS DE LAS COMIDAS

Usted necesita saber sobre los macronutrientes, las calorías y otros factores nutricionales. Esto requiere que usted lea apropiadamente todas las etiquetas de las comidas. La siguiente es una lista de tips que usted puede usar para conseguir la información correcta de todas las etiquetas de comida:

- Nunca le crea a la parte frontal del empaque.
- Revise la lista de los ingredientes y la etiqueta de los factores nutricionales para

asegurarse de que no haya información incongruente.
- Vea cuantas porciones hay en el paquete completo.
- Tome nota del tamaño de la porción individual.
- Asegúrese de anotar cuantas calorías provienen de las grasas y tipos de grasas.
- Chequee el conteo de calorías.
- Tome nota del contenido de sodio y de otros electrolitos.
- Asegúrese de chequear los carbohidratos, pero también del contenido de azúcar.
- Cuando observe los carbohidratos, determine si son largamente simple o largamente complejos.

CONCLUSIONES

Gracias por llegar hasta el final de este libro, esperemos que le haya sido informativo y capaz de brindarle todas las herramientas para alcanzar todas sus metas cualesquiera que estas sean.

El siguiente paso es el de juntar su plan para iniciar una combinación ketogenética y dieta AI. Es importante el crear un plan que le sirva a usted. La combinación de estas dos dietas es flexible, para que usted pueda dar cuenta de las cosas, tales como sus cronogramas y preferencias de comidas, cuando usted está encontrando un camino para hacer que funcione para usted.

Es importante mantener el libro a la mano a medida que usted avanza. El grafico de los nutrientes y las calorías le hace más fácil el rastrear lo que usted está comiendo y cuanto lo está comiendo. Recuerde que sus raciones deben ser apropiadas para asegurarse de que usted está apropiadamente suministrándole combustible a su cuerpo para una óptima pérdida de peso y quemado de grasas.

Como usted puede ver, hay mucha flexibilidad con los planes de comida. Usted no se encuentra restringido a tan solo un grupo de alimentos o varios bajos en carbohidratos, como en otras dietas de pérdida de peso. En su lugar, usted tiene la oportunidad de comer las comidas que usted disfruta con poca o ninguna modificación.

Esto no es tan solo una dieta, más bien una forma de vida. Asegúrese de planear su viaje en una forma que le permita vivir de esta maneta por un periodo largo de tiempo. Esto no solo hace la transición más fácil sino que crea un ambiente mucho mejor para mantener el peso perdido a medida que avanza haciendo los cambios apropiados.

www.ingramcontent.com/pod-product-compliance
Lightning Source LLC
Chambersburg PA
CBHW030116100526
44591CB00009B/413